公立医院内部控制体系优化设计研究

陆　敏　著

U0381116

上海科学普及出版社

序　言

中国公立医院的内部控制基础普遍较为薄弱，为进一步提高行政事业单位的内部管理水平，加强廉政风险防控机制建设，财政部于 2012 年 11 月出台了《行政事业单位内部控制规范（试行）》（简称《单位内控规范》）。但从财政部的调研数据来看，部分公立医院的内控建设开展得不够理想，存在着重视程度不够、制度建设不健全、发展水平不均衡等问题。公立医院的内控建设开展得较晚，目前少有学者就该领域展开深入探讨，有鉴于此，本书做了一次初步的尝试。

内控体系建设本质上就是提倡一种以风险导向的管理思路，其目的就是帮助实施主体实现其管理目标。公立医院的内控体系建设较之企业晚了近十年，可以从很大程度上借鉴企业的成功经验。本书基于《单位内控规范》的相关规定，吸收企业内控的经验，从实践的视角探讨了如何优化公立医院的内部控制体系。

公立医院应按照"自上而下、多层面推进、定期监督评价"的解决方案,遵循"风险导向—主线贯穿—核心强化—载体覆盖—重点突破—监督优化"的管理思路,从内控目标和风险评估入手,从单位层面优先保障,从业务层面细化责任、加强落实、形成制约,通过建立健全监督评价系统,实施业务信息化和内控信息化,推动内控工作的高效实施,促进公立医院法人治理和内部控制的双向互动,形成一套预防风险和腐败的强大免疫体系。

承蒙上海交通大学周俊儒院长、朱保华教授、陈继祥教授对本书进行了审校,他们提出不少修改意见,在此一并表示感谢!希望本书的出版能使广大读者对公立医院内部控制体系构建和优化过程有所了解,进而居安思危、防微杜渐,尽早预防公立医院各项风险的发生。书中尚有不尽如人意之处,恳请广大读者和各位专家提出宝贵意见和建议,以便再版时修正。

陆　敏

2020 年 1 月

目录

| 第 一 章 |

绪　　论

选题背景和研究意义

选题背景

目前,中国对医院实行分级管理与分类管理并行的管理方式。分级管理是根据医院的功能、任务、设施条件等综合水平,由医院评审委员会对其进行审核并划分三级十等制;分类管理则是将医院分为营利性和非营利性两类。按照政府有关文件的规定,非营利性医院是指为社会公众服务而设立和运营的医院,不以营利为目的,其收入用于弥补医疗服务成本,实际运营中的收支结余只能用于自身的发展,如改善医疗条件、引进技术、开展新的医疗服务项目等;营利性医院是指医疗服务所得收益可用于投资者经济回报的医院。

在非营利性医院中,按照举办资本的不同还可以划分为三类:政府办、社会办和私人办,而通常把其中由政府办的非营利性医院称为公立医院。公立医院是在社会主义市场经济下利用政府资本举办,具有清晰产权关系和现代治理结构,不以营利为目的,为社会提供基本医疗服务的公益性医院。

截至 2018 年 12 月底,中国共有医院 33 009 所,其中公立医院 12 032 所,民营医院 20 977 所,分别占 36.45% 和 63.55%。医院按等级分为三级医院、二级医院、一级医院、未定级医院,分别为 2 548 所、9 017 所、10 831 所、10 613 所,各占 7.72%、27.32%、32.81%、32.15%(见表 1-1)。

表 1-1　2013—2018 年中国医院数量统计表　　　单位:所

医院＼年份	2013 年	2014 年	2015 年	2016 年	2017 年	2018 年
医院总数	24 709	25 860	27 587	29 140	31 056	33 009
公立医院	13 396	13 314	13 069	12 708	12 297	12 032
民营医院	11 313	12 546	14 518	16 432	18 759	20 977
三级医院	1 787	1 954	2 123	2 232	2 340	2 548
二级医院	6 709	6 850	7 494	7 944	8 422	9 017
一级医院	6 473	7 009	8 757	9 282	10 050	10 831
未定级医院	9 740	10 047	9 213	9 682	10 244	10 613

中国医院的总数一直在增长,其中民营医院的数量增长较明显,而公立医院数量自 2013 年以来呈逐年下降的趋势。截至 2018 年末,民营医院数量已达到公立医院的 1.74 倍;一级、二级、三级医院均在稳步增长(见图 1-1)。

如表 1-2、图 1-2 和图 1-3 所示,2018 年医院诊疗人次为 35.8 亿人次,其中,公立医院 30.5 亿人次,占 85.2%;民营医院

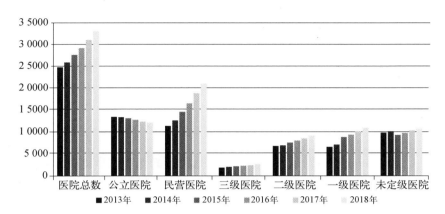

图 1－1　2013—2018 年中国医院数量统计图

5.3 亿人次,占 14.8%。医院入院人数 20 017 万人,其中,公立医院 16 351 万人,占 81.69%;民营医院 3 666 万人,占 18.31%。自 2013 年以来,诊疗人次和入院人数逐年增长,且民营医院的服务工作量占比在逐年增加,增幅超过了公立医院。

2017 年 5 月 23 日,国务院办公厅印发《关于支持社会力量提供多层次多样化医疗服务的意见》,要求力争到 2020 年打造一大批有较强服务竞争力的社会办医疗机构,逐步形成多层次多样化医疗服务新格局,这对民营医院的发展是重大利好消息。2018 年 4 月 28 日,国务院办公厅印发《关于促进"互联网+医疗健康"发展的意见》,允许医疗机构依托实体医院建立互联网医院。互联网医院的建立打破了各级医院间的信息壁垒。

由此可见,公立医院的垄断地位已经被逐步打破,民营医院和互联网医院将在国家利好政策的"加持"下对公立医院的生存和发展造成较大的冲击,与此同时,公立医院自身也暴露出了

表 1－2　2013—2018 年中国医院服务工作量统计表

	诊疗人数（亿人次）						入院人数（万人）					
	2013 年	2014 年	2015 年	2016 年	2017 年	2018 年	2013 年	2014 年	2015 年	2016 年	2017 年	2018 年
医院	27.5	29.7	30.8	32.7	34.4	35.8	14 007	15 375	16 086	17 528	18 915	20 017
公立医院	24.6	26.5	27.1	28.5	29.5	30.5	12 315	13 415	13 721	14 751	15 595	16 351
民营医院	2.9	3.2	3.7	4.2	4.9	5.3	1 692	1 960	2 365	2 777	3 320	3 666

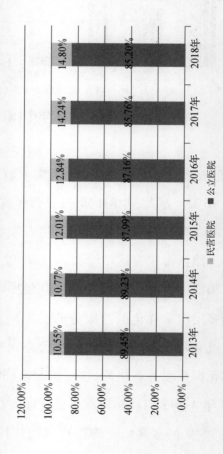

图 1－2　2013—2018 年中国医院诊疗人次占比统计图

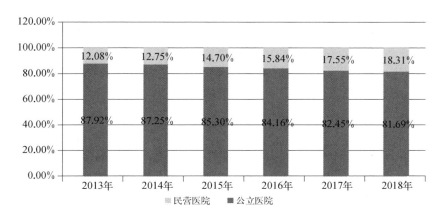

图 1 - 3　2013—2018 年中国医院入院人数占比统计图

诸多问题：一方面，公立医院服务体系存在效率低下、患者不满、人才流失、资源浪费、欺诈和腐败等问题。据不完全统计，2018 年 1 月至 2019 年 6 月，医疗界落马的医院院长、卫生官员超过 300 人。在这些落马的医院领导中，超过八成以上是因受贿或拿回扣被查处。在医院管理环节，药品、试剂、器械等物资采购、基建工程、绩效分配等成了重灾区，医院领导成了"围猎"对象。由于公立医院与其他事业单位不同，有较高的经营自主权，外界很难进行有效监督，而缺乏有效的监督往往是导致腐败频发的主要原因。另一方面，一些公立医院存在体制缺陷、产权关系模糊、结构落后、管理混乱、人才选用舞弊、设备闲置、成本居高不下等问题。

　　新一轮医疗卫生体制改革正是在此背景下实施的。2009 年 3 月以来，国家先后出台了一系列重要的政策文件，如实行药品集中采购、取消药品加成、调整医疗服务价格、改革人事薪酬管理制度、推行药品购销两票制、建立健全全面预算管理制度、全

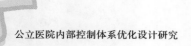
成本核算制度、医院绩效评价体系、现代医院管理制度等,这些都对中国公立医院的管理和经营提出了更高的要求。2017 年 7 月 14 日,国务院办公厅印发《关于建立现代医院管理制度的指导意见》,明确提出到 2020 年基本形成维护公益性、调动积极性、保障可持续的公立医院新机制和决策、执行、监督相互监督、相互制衡、相互促进的治理机制,促进社会办医健康发展,推动各级各类医院管理规范化、精细化、科学化,基本建立权责清晰、管理科学、治理完善、运行高效、监督有力的现代医院管理制度。医疗腐败问题也引起了中央的高度重视,2018 年 6 月 25 日,中共中央办公厅印发《关于加强公立医院党的建设工作的意见》,明确了公立医院实行党委领导下的院长负责制,且二级及以上公立医院院长不可兼任党委书记,把党的领导融入医院治理。这将意味着院长一权独大的时代将成为历史,院长的权力将受到重大制约。2019 年 1 月 30 日,国务院办公厅印发《关于加强三级公立医院绩效考核工作的意见》(以下简称《意见》),明确了三级公立医院绩效考核指标体系由医疗质量、运营效率、持续发展、满意度评价等四个方面的指标构成,并确定部分指标作为国家的监测指标,强调今后用"数据说话"。

公立医院长期存在着重医疗轻管理、资源使用效率低下、缺少良好的约束机制、运营管理欠缺等问题,伴随着国家医药体制改革的逐步深入和医疗领域竞争的日益激烈,公立医院内外部环境发生了翻天覆地的变化,内部控制缺失已成为制约公立医院发展的瓶颈。

有鉴于此,2012 年 11 月 29 日,财政部出台了《行政事业单位内部控制规范(试行)》,为行政事业单位提供了明确的、可操作性强的内部控制建设指引,以提高行政事业单位的经济活动和业务活动的规范性和单位内部管理水平,公正、透明地履行公共受托责任。2015年12月21日,财政部发布了《关于全面推进行政事业单位内部控制建设的指导意见》(以下简称《指导意见》),提出了行政事业单位内部控制建设的总体要求、主要任务、保障措施,全面推进行政事业单位的内部控制建设。为切实落实好《指导意见》,财政部发布了《关于开展行政事业单位内部控制评价工作的通知》,要求各地区、各部门行政单位以量化评价为导向,开展单位内部控制基础性工作,通过"以评促建"的方式,落实内部控制建设工作。2017年1月25日,财政部又出台了《行政事业单位内部控制报告管理制度(试行)》,进一步规范了中国行政事业单位内部控制的建设与实施,要求通过加强内部控制建设到2020年基本建成与国家治理体系和治理能力现代化相适应的权责一致、制衡有效、运行顺畅、执行有效、管理科学的内部控制体系,而这正与建立现代医院管理制度的要求不谋而合,也是全面落实建立健全医院全面预算管理、全成本核算、财务报告、绩效管理等制度的有效路径和先进手段。

研究意义

目前,中国的内部控制研究对象主要针对以营利为目的的大中型企业,而对公立医院等行政事业单位的内部控制研究才

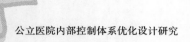

刚刚兴起。基于此,如果能在公立医院构筑一套以全面风险管理为预警、内部控制为管控、内部审计为监督的三位一体的闭环管理体系,以此抵御风险、防止舞弊、提升绩效,无论是在理论上还是实践上都具有非常积极的意义。

1. 理论意义

中国公立医院内部控制建设的起步较晚,理论知识还不全面,且大多借鉴了国外的理论成果,研究内容多停留在财务控制手段上,没有摸索出一套完整的内部控制体系构建方法。对比内部控制的研究,中国的风险管理研究目前还大多数集中在大中型企业的风险防范与管理,而对公立医院的风险管理研究还缺乏系统性和规范性。因此,加强对公立医院的风险管理和内部控制体系构建研究有助于弥补中国风险管理理论的不足。此外,在经济全球化和制度准则国际趋同的大环境下,加强对公立医院的内部控制研究将有利于中国和国际理论的接轨。

2. 实践意义

内部控制是医院法人治理的重要组成部分,是公立医院为实现其公益性目标而制定和实施的一系列制度流程。李敏(2017)认为,内部控制本身就是将权力关进制度的笼子里,按照决策、执行、监督相互分离、相互制衡的要求,科学设置内设机构、管理层级、岗位职责权限、权力运行规程,切实做到分事行权、分岗设权、分级授权,通过横向与纵向的权力制衡机制以规范权力的运行。在公立医院的改革已经进入深水区的情况下,建立健全医院内部控制体系,能有效利用资源降低成本,提升公立医院运营效率,规范公立医院经济业务活动,从源头上预防违法违规、贪污舞弊等风险事件的发生,保障国有资产的安全,实现公立医院的战略发展目标,提升医院在医疗市场上的参与度和综合竞争力,实现公立医院在新医改浪潮中的持续稳定发展。

文献综述

国外内部控制文献综述

国外专家学者对内部控制的研究历史悠久,研究主体大多是营利性组织,以企业为代表,关于公立医院的内部控制的研究比较稀少,广泛集中在非营利组织中,包括教育、科学、卫生、宗教等领域为公共利益服务的各类机构中。

Judith Kraines,Shirley Hawksworth(1999)认为,当下内部控制没有得到有效实施,政府缺乏内控意识,对内部控制不够重视,但试验结果证明,完善的内部控制能够加强政府管理。

David Sinason,William Hillison(2001)在研究调查中提到,政府由于舞弊案件的频繁发生导致资金损失高达数十亿美元,美国注册会计师协会为应对这种局面发布了82号审计准则,明确了内审人员和政府管理者防止和发生舞弊的责任,政府管理者应当积极采取有效措施以防止舞弊现象的发生。

里贾纳·E·赫兹琳杰等（2000）认为，非营利性组织内部控制最终目标并不是实现组织利润最大化，而是提高组织运营效率，使效用最大化，为了达到有效管理的目的，组织仍然可以有营利精神和实施营利行为。

Krishnan（2004）认为，内部控制评价的主体包括独立的审计委员会及专业的财务人员配备，二者皆可发挥内部控制评价的作用，发现和避免内部控制中的缺陷和不足。

Russell（2007）认为，内部控制评价的最终目的是要把信息披露的风险控制在可以接受的范围之内，为了实现这一目标就必须要充分发挥内部审计的作用和价值。

Stephen（2007）认为，企业内部控制的水平高低与《萨班斯——奥克斯利法案》（SOX）的执行与否其实没有因果必然的联系，提出内部控制评价的标准是自我评估能力，即企业内部控制的有效性程度可以通过自我评估能力的高低来衡量。

Calderon, Thomas G（2012）分析发现，非营利组织的机构的大小与潜在的威胁不成比例，组织机构面临的风险主要取决于内部机制是否健全，因而强化非营利组织机构的内部控制可以降低经营风险。

Thomas（2014）认为，周边环境对非营利性组织的发展有影响，调查了多家政府组织的风险来源并分析归纳出相近的地方，认为了解周边环境的具体情况可以有效防范风险，使组织运行更加高效。

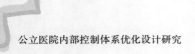

国内内部控制文献综述

中国关于公立医院的内部控制的研究在过去一段时间长期没有得到专家学者的关注，一般都是出现问题后相关部门提出解决措施，近几年学术理论界才逐步深入这方面的研究。

程晓陵、王怀明（2008）针对一些交通厅长受贿腐败现象分析产生该问题的原因主要是公共部门内部控制制度的不健全，公共部门应当实行不相容职务相分离，完善监督体制和行政管理制度。

杨洁（2011）的研究中将 PDCA 循环理论引入内部控制评价体系的建立过程中，进行了对内部控制有效性评价可行性的论证。

胡海琼、张艳华（2013）提出，解决公立医院内部控制现存问题必须同时进行财务风险控制，建立各科室风险共识才能达到最佳效果。

陈新友（2013）指出，公立医院内部控制系统是一项庞大的系统工程，需要结合自身特点和政策环境提供正确的决策依据，有效提高投入产出率，实现长期利益和近期利益共同发展。

徐超、洪学智、邓盼（2014）分析指出，公立医院应培养医护人员的风险控制能力和道德观念，转变管理层的经营理念；根据医院自身特性及内外部环境特点建立风险预警系统，分别指出财务风险严重等级，并制定出财务风险识别及控制流程图；根据具体情况创建出一整套既适用又全面的内部控制的财务制度。

朱宏文等（2015）认为，通过等级医院评审，医院在管理、医疗质量安全、服务能力、就医环境等方面都将会有明显的提升和改善。

曹亚娜、王洁等（2015）在《公立医院内部控制的自我评价》一文中提出，医院内部控制工作应当由内部控制部门负责，设计评价内容时应当符合合理性、合法性和全面性原则，并从 11 个方面细化了医院内部控制评价流程。

李静、李卫斌（2017）选用网络层次分析法（ANP）与模糊综合评价法（Fuzzy）结合的方法来评价医院内部控制的有效性，避开了以往使用层次分析法（AHP）的局限性，并兼顾了一部分定性指标，以 COSO 五要素作为第一层次指标，最终选定 92 个指标对公立医院进行内部控制评价，为行政事业单位开展内部控制评价工作提供了新方法。

文献述评

通过对公立医院内部控制有关文献的梳理分析了解到，中国公立医院内部控制研究相比西方发达国家起步较晚，研究还不够成熟，主要表现在两个方面：第一，国外对于内部控制的研究覆盖范围比较广泛，涉及非营利组织的各个方面，中国的公立医院研究集中于财务部门和审计部门，倾向于对财务风险的分析防范；第二，中国公立医院的内部控制的研究资料较少，研究深度不够。在解决内部控制问题时基本都是在套用 COSO 内部

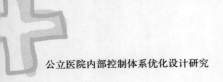

控制框架,没有很好结合中国公立医院的特点,解决实际问题的可操作性较弱。目前,中国公立医院的内部控制研究还处于探索阶段,需要提出更加深入全面的解决方案来帮助公立医院解决现实问题,切实提高公立医院的内控水平。

研究方法

文献研究法

一是在万方数据库、知网数据库下载多篇关于企业和医院与内部控制的相关研究文献,如期刊、硕博论文、年鉴等;二是登录有关网站,如国务院、卫健委、财政部、审计署等官网,查询相关政策法规,并对所收集的文献进行整理研究;三是查阅近年出版的最新内部控制和风险管理著作和汇编,提炼出解决问题的思路。

案例研究法

以案例医院为研究对象,重点对其内部控制进行研究。利用从案例医院得到的信息,描述内部控制制度的执行情况,对比

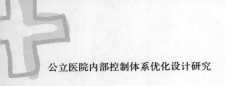

较突出的问题采用德尔菲法、比较分析法等提出优化和完善公立医院内部控制体系的方案。

图表分析法

通过借鉴国内外学者对行政事业单位以及公立医院控制问题的研究,对标杆医院形成适合于公立医院的内部控制优化改进思路,通过图表信息梳理研究成果进行相关论述,最终完成本书的研究。

研究思路和内容

研究思路(见图 1-4)

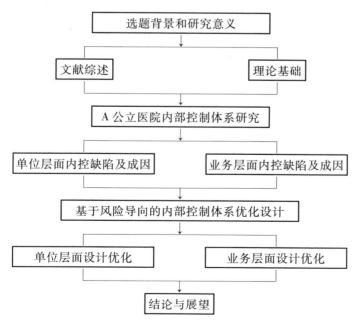

图 1-4　本书的研究思路图

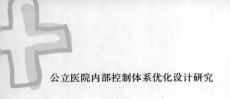

研究内容

本书以财政部 2012 年出台的《单位内控规范》、2015 年颁布的《指导意见》为基础,融合 2017 年 9 月 COSO(The Committee of Sponsoring Organizations of the Treadway Commission,美国反虚假财务报告委员会下属的发起人委员会)发布的《企业风险管理——与战略和业绩的整合》全面风险管理理念,对公立医院的内部控制目标、要素和制度、风险管理和工作标准等体系结构进行梳理,以风险管理为切入点,重点从公立医院的经济活动入手,对内部控制制度设计、实施、评价这个闭环的优化过程进行了分析研究。本书以《单位内控规范》为依据,客观评价案例医院存在的问题,从理论和实践的角度对公立医院的风险管理和内部控制进行了融合,通过构建以全面风险管理为导向的内部控制优化模型,以求提升公立医院的风险防范能力和经营管理水平。

结构安排

全书共分为五章。

第一章主要介绍了本书的选题背景和研究意义。

第二章介绍了内部控制和风险管理及与之相关的理论和文献综述,说明了新医疗改革已使公立医院的内部控制建设迈入了以全面风险管理为目标的时代。

第三章从内部控制五要素、单位层面和业务层面的角度对案例医院的内部控制状况进行了介绍,并剖析了其内控缺陷产生的深层次原因。

第四章通过案例医院内控体系优化设计及实践提出了基于HRP的全面风险管理、内部控制和内部审计相融合的闭环管理和循环改进模式,改变过去三者各自为政的内控体系。

第五章对本书的观点作了梳理和总结,指出其中的不足,以期在今后作更深入的探索。

本书创新点

    中国公立医院引入全面风险管理是随着国家新一轮的深化医药体制改革和 2014 年起执行的《单位内控规范》后兴起的,文献多见诸期刊上浅表性和局部性的探讨,主要集中在对公立医院经济活动及内部控制环节存在问题的分析和应对,对以全面风险管理为导向的公立医院内部控制体系优化设计研究极少。

    本书以公立医院为特定的研究对象,将全面风险管理理论引入公立医院,通过建立以风险为导向、以预算为主线、以资金管控为核心、以财务管理为载体、以信息化建设为平台、以内外部评价为监督的公立医院内部控制体系,释放内部控制的新动力,促进公立医院法人治理和内部控制的双向互动,形成一套预防风险和腐败的强大免疫体系。本书的研究成果可为中国公立医院内部控制体系建设提供一种新的借鉴。

| 第 二 章 |

相关概念界定和理论基础

内部控制基础理论

内部控制理论的发展阶段

西方国家在企业和政府部门内部控制建设方面进行了多年的探索,特别是 COSO 委员会内部控制和风险管理方面的理论得到了包括中国在内的大多数国家的认可和借鉴。中国的《企业内部控制基本规范》及配套指引、《单位内控规范》在相当大的程度上借鉴了 COSO 体系,因此,本章首先明确内部控制理论发展阶段和与内部控制相关的概念,然后梳理出公立医院内部控制和企业以及其他行政事业单位内部控制的不同,最后详细介绍 8 种目前行之有效的公立医院内部控制的方法。

1. 国外内部控制理论的发展历程

国外对于内部控制的理论研究开展较早。理论界认为,现代内部控制理论产生于 20 世纪初,并随着经济快速发展而扩充和拓展,共经历了六个发展阶段。

（1）内部牵制阶段

20 世纪 40 年代以前是内部牵制阶段,此阶段是内部控制的萌芽阶段。内部牵制（Internal Check）一词的出现,起初是作为审计概念和审计业务出现的。美国著名的审计学家罗伯特·希斯特·蒙哥马利（Robert Hiester Montgomery）在其出版的《审计——理论与实践学》（包括 1912 年的第一版到 1933 年的第五版）曾多次提到了内部牵制应作为审计的内容,即要求审计人员对被审计的对象是否建立内部牵制制度以及该制度是否健全和完善进行审计。所谓内部牵制是指凡涉及财产和货币资金的收付、结算及其登记的任何一项工作都必须经由两人或两人以上分工掌管,以相互制约和监督,防止错误和舞弊的发生。内部牵制是内部控制的最初形式。

（2）内部控制制度阶段

20 世纪 40 年代至 70 年代,企业纷纷加强了对生产经营过程的控制与监督,企业的内部控制开始超越会计及财务范畴,深入企业生产管理的各部分及各环节,同时也促进了内部控制理论的发展。1949 年,美国注册会计师协会（AICPA）所属的审计程序委员会发布了《内部控制——一种协调制度要素及其对管理层和独立审计人员的重要性》的专题报告,首次正式提出了内部控制的定义,内部控制包括组织机构的设计和企业内部采取的各种协调的方法和措施,旨在保护资产、审核会计数据的正确性和可靠性,提高经营效率,坚持执行既定的管理方针。该定义对内部控制提出了三个目标,即合法性、合规性、完整性,内容上不局限于与会计和财务部门直接有关的控制,还包括预算控制、成本控制、定期报告、统计分析、培训计划、内部审计以及技术领域的活动。1977 年,美国国会通过了《反海外腐败法》,也叫《反海外贿赂法》,简称 FCPA(Foreign Corrupt Practices Act),旨在限制美国公司及个人贿赂国外政府官员的行为,并对在美国上市公司的财会制度做出了相关规定。在美国的影响下,一些国家如加拿大也出台了类似 FCPA 的国内法。该法案被认为是内控发展史上的一座重要里程碑,它第一次强制性地将内控制度纳入法律管辖的范畴,使内控得到了广泛的重视。上市公司扩大了其内部审计职责,并更加密切地关注内控系统建设。

(3)内部控制结构阶段

20 世纪 80 年代至 90 年代初,内部控制进入了内部控制结构阶段。在这一阶段,内控由偏重研究具体的控制程序和方法发展成为对内控系统全方位的研究。1988 年 4 月,美国注册会计师协会发布的《审计准则公告第 55 号》中,首次以"内部控制结构"一词取代了原有的"内部控制",不再区分内部会计控制和内部管理控制,而是确立了内部控制结构,指出"内部控制结构包括为合理保证企业特定目标而建立的各种政策和程序,并由控制环境、会计系统和控制程序三个要素构成"。这一阶段最大的突破在于把控制环境纳入了内部控制的范畴,丰富了内部控制的内涵。

(4)内部控制整体框架阶段

内部控制整体框架实现了从"结构"到"框架"的飞跃。1992 年 9 月,一个由美国会计学会、国际内部审计师协会等众多组织组成的联盟"发起组织委员会"(即第一章提到的COSO委员会)发布,并于1994年进行了增补的指导内部控制实践的纲领性文件《内部控制——整体框架》(即COSO报告)是这个阶段的标志性成果。COSO指出,内部控制是由企业董事会、管理层和员工实施的,旨在为财务报告的可靠性、经营活动的效率和效果、相关法律法规的遵循性等目标的实现提供合理保证的过程。内部控制由运营目标、财务报告目标、合规性目标三大目标,控制环境、风险评估、控制活动、信息与沟通、监控活动五个要素(见图2-1)组成。内部控制整体框架的提出为评价内部控制系统提供了一套完整的标准。COSO报告是内部控制发展史上的又一座重要里程碑,其提出的观点备受业内推崇,被国际组织和众多国家审计准则指定机构、银行监管机构及企业界所采纳。美国注册会计师协会宣布全面接受COSO报告的内部控制整体框架,并从1997年1月起取代1988年发布的《审计准则公告第55号》。

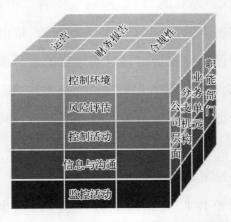

图 2-1　内部控制整体框架图(1992 版)

（5）企业风险管理整合框架阶段

2001 年以来,美国的安然、世界通信、施乐等公司财务舞弊案相继爆发,重创了美国资本市场和经济,集中暴露出美国公司在内部控制上存在的问题。2002 年 7 月 25 日,美国国会通过著名的《萨班斯——奥克斯利法案》(又称 SOX 法案),该法案的第 404 条款明确规定,公司的管理层需要对财务报告的有效性进行报告和评价,独立会计师需要对管理层提供的内部评价报告进行鉴证。该法案明确了公司首席执行官对内部控制负直接责任,并将承担经济与刑事后果,大幅提高了对会计舞弊的处罚力度,强化了对内部与外部审计的监管。

2004 年 9 月,COSO 结合《萨班斯——奥克斯利法案》的具体要求,颁布了《企业风险管理——整合框架》(企业风险管理 Enterprise Risk Management, ERM),ERM 框架将内部控制融入风险管理的概念,较之 1992 年的内部控制整体框架,将内部控制的三大目标增加为四大目标(战略目标、经营目标、财务报告目标、合规性目标),框架要素由五个要素拓展为基于风险管理的八大要素(内部环境、目标设定、事项识别、风险评估、风险应对、控制活动、信息与沟通、监控)(见图 2-2)。这一时期的内部控制已逐步摆脱审计的"束缚",开始着眼于企业整体和利益相关者及其面临的风险因素的研究。2004 版 COSO 报告 60% 的内容得益于 1992 版的 COSO 内控框架,但其突出以风险为导向的内部控制新理念得到了一致好评。

2013 年 5 月,COSO 又正式发布新版的《内部控制——整合框架》,新框架延续并保留了内部控制的核心概念、内部控制五

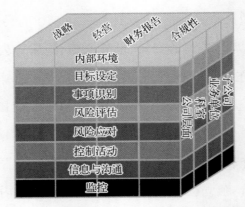

图 2 - 2　企业风险管理整合框架图(2004 版)

大核心要素和内部控制有效性的评价标准,首次明确了企业风险管理是公司治理的组成部分,内部控制是企业风险管理的组成部分(见图 2 - 3)。

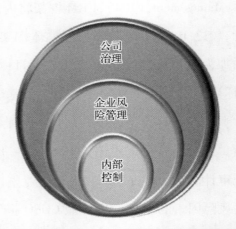

图 2 - 3　公司治理、企业风险管理和内部控制关系图(2013 版)

(6)企业风险管理与战略和业绩全面融合阶段

2017 年 9 月 26 日,COSO 又公布了《企业风险管理与战略和业绩的整合》。新框架由 20 条原则支撑五要素,五个要素分别是治理与文化、战略和目标设定、绩效、审阅与修订、信息沟通与报告(见图 2-4)。对比 2004 年的旧版,新框架强调了制定战略和提升绩效过程中的风险。企业风险管理:组织在创造、保持和实现价值的过程中,结合战略制定和执行赖以进行管理风险的文化、能力和实践,将风险管理工作直接从"一个流程或程序"提升到"一种文化、能力和实践",用以实现组织创造、保持和实现价值。新的框架从企业使命、愿景和核心价值出发,定位的宗旨为提升主体的价值和业绩,强调嵌入企业管理业务活动和核心价值链。企业管理领域中常见的公司治理、企业文化、战略管理、卓越绩效、危机管理、高效沟通等都可以应用此套框架实现更好的标准化和科学化。此次 ERM 新框架中,对于风险

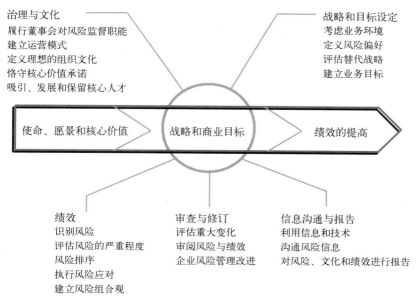

图 2-4　企业风险管理新框架五要素和 20 条原则(2017 版)

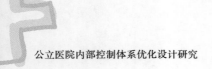

管理和内部控制的关系也做了进一步的阐述,新框架中有意规避了旧框架中对于控制活动的描述,把控制活动的内容留给了内部控制体系,突出了风险的治理和文化的内容,以及强调和战略及绩效的关系,给两个体系"分家"做了个"了断"。

需要指出的是,虽然美国在内部控制的发展过程中发挥了重要作用,但其他国家的贡献也不容忽视。英国注册会计师协会(ACCA)在 1961 年提出了完整的内部控制定义;加拿大控制基准委员会于 1995 年提出了一种比 COSO 报告更为精简、更具动态的《控制指导纲要》(简称"COCO 框架");澳大利亚及日本也对内部控制理论的问题作了深入探讨。可以说,出于解决实际问题的迫切需要,许多国家尤其是西方发达国家在内部控制的研究、政策和实务上都取得了令人瞩目的业绩。

2. 中国内部控制理论的发展历程

中国内部控制建设实践起步于 20 世纪 90 年代。与美国类似,中国的内控建设也是发端于内部会计控制,经由外部审计予以加强。1999 年 10 月 31 日,全国人大常委会修订了《中华人民共和国会计法》,首次以法律的形式对建立健全内部控制提出要求。2001 年 6 月 22 日,财政部发布《内部控制基本规范(试行)》,将"内部会计控制"定义为"为了提高会计信息质量,保护资产安全完整、确保法律法规和规章制度的贯彻执行而制定和实施的一系列控制方法、措施和程序"。此时,内部控制仍以内部会计控制为主。

中国借鉴了 COSO 报告和风险管理理念,2008 年 5 月 22 日,财政部、证监会、审计署、银监会、保监会五部委联合发布了中国第一部《企业内部控制基本规范》(以下简称《企业内控规范》),要求自 2009 年 7 月 1 日起在上市公司范围内执行,并且鼓励非上市的大中型企业执行。《企业内控规范》的颁布是中国内部控制体系建设的重大突破,标志着中国内部控制建设取得了重大的阶段性成果。

2010 年,财政部等五部委联合发布了《企业内部控制配套指引》,包括《企业内部控制应用指引》《企业内部控制评价指引》《企业内部控制审计指引》,规定自 2011 年 1 月 1 日起首先在境内外同时上市的公司施行,自 2012 年 1 月 1 日扩大到在上海证券交易所、深圳证券交易所主板上市的公司施行,并择机在中小板和创业板上市的公司施行,同时也鼓励非上市大中型企业提前执行。执行内部控制体系的企业必须对本企业内部控制的有效性进行自我评价,同时聘请会计师事务所对其财务报告中有关内部控制的有效性进行审计,出具审计报告。

3. 中国公立医院内部控制理论的发展历程

由于长期沿袭计划经济体制下的管理模式,公立医院在管理上比较封闭。1998 年颁布的《医院财务制度》中明确规定,公立医院要建立健全内部财务管理制度。该时期医院内部控制理论的研究主要以会计控制为主,但在实际执行过程中效果不佳,原因在于医院管理者主要来自医疗领域的专家,对内部控制的认识有限,一般只在部分岗位实施内部牵制,而对程序上和监督上的内控缺乏认识,导致大部分公立医院的内控不严密,各种违法乱纪事件频发。

企业界内控理论的发展,加上对医疗行业发现的诸多问题,

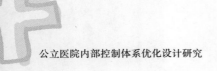
迫使医院开始重视内部控制理论的研究。2006 年 6 月,原卫生部制定颁布了《医疗机构财务会计内部控制规定(试行)》,第一次从行业自律、政策规范的角度对医院的会计控制工作提出了要求。针对医疗机构经济管理过程中存在的突出问题,从预算控制、收入控制、支出控制、货币资金控制、药品及库存物资控制、固定资产控制、工程项目控制、对外投资控制、债权和债务控制、财务电子信息化控制、监督检查等 11 个方面的具体经济业务进行了规范。该规范颁布后,各地区卫生主管部门和医院结合实际建立了地区和单位的内部会计控制制度并在工作中得到了充分重视和落实。

2012 年 11 月,财政部发布《单位内控规范》,规定自 2014 年 1 月 1 日起在全国范围内执行。该规范将内部控制的基本原理和中国行政事业单位的实际相结合,通过梳理业务流程,瞄准内部管理中的薄弱环节,强化机制建设,将制衡机制嵌入内部管理制度之中,较之 2006 年版进一步明确了医院内部控制的概念、目标、原则和方法,除了关注业务层面的内部控制之外,更加关注单位层面的内部控制建设。

公立医院内部控制的内涵及特点

1. 公立医院的特征

(1)公立医院内部控制与企业内部控制的区别

戴文娟(2016)认为,国家通过给予公立医院财政补助、减免税收等政策保证公立医院能够为人民群众提供日常的公共服

务,以实现其公益性。公立医院是非营利组织,承担政府的一些
公共职能,在日常的经济运营中不能过分追逐经济利益,应以社
会效益为首要任务,而企业则是以价值最大化为目标,其主要目
的就是营利。因此医院内部控制与企业内部控制存在着明显的
区别(见表 2-1)。

表 2-1 公立医院与企业的主要区别

公 立 医 院	企 业
非营利组织,不以营利为目的,公立医院内部对成本和财务管理相对松散。	以价值最大化和利润最大化为目标,对成本和财务管理重视程度较高。
经济活动相对复杂,涉及药品、试剂、器械采购、基建工程、资产管理、后勤管理等。	业务相对单一,各个环节紧密联系,环环相扣。
对公立医院内部控制的研究起步较晚,近几年随着财政一系列规范的出台才开始。	企业内部控制研究较早,相对于医院内部控制而言,企业内部控制已经相对成熟。
公立医院资源庞大,管理机制不够灵活,管理成本较高。	企业的管理机制较灵活,决策效率高,成本优势更明显。
公立医院的最终受益者是全体人民,因而存在两层委托代理管理关系,即全体人民与国有资产管理者之间的委托代理关系和国有资产管理者与医院代理人的委托代理关系。	只有一层委托代理关系,即企业所有者与经营者之间的委托代理关系(国有企业除外)。
现行模式下,公立医院实行党委领导下院长负责制,新医改提出要完善医院法人治理结构,建立现代医院管理制度。	实行董事会模式下的公司法人治理结构。

(2)公立医院内部控制与其他事业单位内部控制的区别

事业单位内部控制是通过制定与实施相关的控制方法和程
序,防范单位日常业务活动中可能出现的风险,从而提高单位内

部整体管理水平。事业单位按照社会功能分为三大类：承担行政职能、从事经营活动、从事公益服务。医院应当属于第二类，在注重公益性的同时还要兼顾经济效益性。因此，公立医院与其他两大类事业单位也存在区别（见表 2-2）。

表 2-2 公立医院与其他事业单位的主要区别

公 立 医 院	承担行政职能、从事公益服务的事业单位
差额拨款、其他费用需要自筹，与企业一样，需要在经营中谋求生存与发展。	大多数为全额拨款，人员费用及公用费用均由国家财政给予保障，没有生存压力。
专业技术复杂，除了日常的医疗服务，还要进行教学、科研等。	专业性较弱，主要体现公共服务性。
公立医院隶属关系复杂，卫健委、药监局等对其进行监管，卫健委、财政局、人事局、教育局等多部门对其进行监督，多数时候容易受到人为因素的干扰。	内部管理相对简单，系垂直领导部门对其进行管理和监督。
公立医院属于高风险行业，医院的直接服务对象是人的身体，关系到人的身体健康，医疗行业风险较大，补救措施较少，医患关系复杂。	事业单位的服务对象往往是针对某件事，体现的是便民服务，纠纷较少，后续补救措施较多。

综上所述，公立医院的内部控制呈现如下几个主要特征：a. 公益性。公立医院担负着解决人民群众基本医疗保障的职责，具有公益性的显著特征。b. 经营性。公立医院有大量的收入和支出业务，频繁的经营活动、经济活动相对复杂，涉及药品、耗材、试剂等采购管理，基建、固定资产管理，对外投资、后勤等多项经济活动。c. 效益性。医疗成本在逐年上升，公立医院应注重成本控制，采用灵活的决策管理机制，以较低的成本获得较

高的回报。d. 交叉性。公立医院的经济活动介于企业和行政事业单位之间，因此，公立医院内部控制应当既参照《企业内部控制基本规范》，又参照《行政事业单位内部控制规范（试行）》。

2. 公立医院内部控制的定义

财政部 2012 年颁布的《单位内控规范》第三条规定："本规范所称内部控制，是指单位为实现控制目标，通过制定制度、实施措施和执行程序对经济活动的风险进行防范和管控。"2015年颁布的《指导意见》进一步提出，行政事业单位应"以单位全面执行《单位内控规范》为抓手，以规范单位经济和业务活动有序运行为主线，以内部控制量化评价为导向，以信息系统为支撑，突出规范重点领域、关键岗位的经济和业务活动运行流程、制约措施，逐步将控制对象从经济活动层面拓展到全部业务活动和内部权力运行。"

张庆龙（2018）认为，公立医院的内部控制可定义为"公立医院为实现控制目标，通过制定制度、实现措施和执行程序，对经济活动的风险进行防范和管控。"具体来说，这一定义包括静态和动态两个方面。从静态上讲，公立医院内部控制是为了防范和管控经济活动的风险而建立的内部管理系统，该系统由内部控制环境、风险评估、控制活动、信息与沟通和监督等内容组成，具体体现为各项内部管理制度以及落实制度所需的控制措施和程序；从动态上说，公立医院内部控制是通过制定制度、实施措施和执行程序，为实现控制目标的自我约束和规范的过程。另外，公立医院内部控制还是一个循环往复、不断优化完善的过

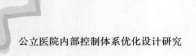

程,公立医院应当针对内部监督检查和自我评价发现的问题,对相关的制度、措施和程序进行持续调整、改进,使用各项制度、措施和程序能够适应新情况、新问题,在经济活动风险管控中持续发挥积极的作用。

需要强调的是,公立医院内部控制的实施主体应当包括医院领导班子、行政科室人员以及临床医护人员等,即全员控制;内部控制的客体应当是覆盖医院所有的业务活动,而非仅限于经济活动,即全方位控制;公立医院内部控制应当贯穿于医院经济活动和管理工作的决策、执行和监督的全过程,即全过程控制。

3. 公立医院内部控制的目标

内部控制建设的起点是内部控制目标的实现,是公立医院建立和实施内部控制所要达到的效果和目的。具体来说,有以下五大控制目标:

(1)合理保证医院经济活动合法合规

公立医院经济活动必须在法律允许的范围内进行,严禁违法行为发生,这是医院内部控制最基本的目标,是其他四个目标存在的前提和基础。

(2)合理保证医院资产安全和使用有效

公立医院资产的安全问题一直是国家监管的重点,但由于医疗行业的特殊性,其所涉及的各类资产,如医疗设备、药品和医用耗材等直接关系到患者的治疗效果和生命安全,而公立医院自身长期存在着重购置轻管理、资产配置不合理、资产损失浪费、使用效率低下等突出问题,因此资产管理中的相关风险一直是医院内部控制建设关注的重点。

（3）合理保证医院财务信息真实完整

该目标强调公立医院要加强财务管理工作,确保经济活动信息及时准确地反映提供真实可靠的会计报告和相关信息,客观地反映医院运行管理情况和预算执行情况,为管理层提供可靠的数据支持。

（4）有效防范舞弊和预防腐败

防范舞弊和预防腐败是现阶段公立医院内部控制建设尤为重要的一个目标。这一目标的设定具有极强的现实意义。公立医院拥有大量的国家公共资源,在资源分配过程中必须遵守公平公正公开的原则,廉洁奉公、防止贪污腐败,通过程序化的办公业务流程达到资源配置和优化合理配置。因此,公立医院应当充分运用内控的制衡原理,在单位内部进一步完善决策权、执行权和监督权三权分离的机制,并建立事前防范、事中监督和事后惩治的反腐倡廉机制,有效地预防舞弊和腐败行为。

（5）提高医疗服务的效率和效果

与企业追求营利的目标不同,公立医院救死扶伤、满足广大人民群众医疗保健需求的社会职能决定了其提供公共服务的效率和效果是内部控制的最高目标。而这一目标的实现是以前四个目标为基础的。公立医院可以通过建立和实施有效的内部控制体系加强对医院经济活动的风险防范和管控来实现该目标。

4. 公立医院内部控制的原则

公立医院内部控制的原则是指公立医院在建设和实施内部控制

过程中所必须遵循的基本要求。公立医院应当在内部控制原则的指导下,根据医院自身的实际情况,建立并实施内部控制(见图2-5)。

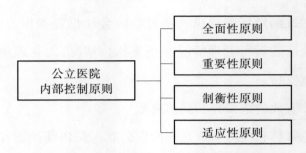

图2-5 公立医院内部控制的原则

(1)全面性原则

全面性是指内部控制建设应当渗透到医院的经济活动的决策、执行和监督的全过程。在人员层次上,内部控制管理不是一个部门的工作,而是需要全院上下通力完成;在设计内容上,内部控制设计不能只关注会计控制的内容,还应兼顾宏观和微观层面,使之覆盖所有的风险点。

(2)重要性原则

重要性是指在内部控制建设过程中,应在兼顾全面性的基础上突出重点,对主要风险点和关键岗位有针对性地采取严格的控制措施,确保内部控制的设计和运行不存在重大缺陷,能够将风险降低到可以接受的水平。所谓关键岗位,就是医院内部容易实施舞弊的职位。

(3)制衡性原则

制衡性是建立内部控制的核心理念。该原则要求医院在岗位设置、权责分配、业务流程等方面形成相互制约、相互监督的机制设计。张庆龙、胡为民（2017）提出，从横向关系来看，完成某个环节的工作需要来自彼此独立的两个部门或人员协议运作、相互监督、相互制约、相互证明；从纵向关系来看，完成某项工作需要经过互不隶属的两个或两个以上的岗位或环节，以形成上级监督下级、下级牵制上级的监督制约机制。此外，履行内部控制监督检查职能的部门应当具有良好的独立性，任何人都不得拥有凌驾于内部控制之上的特殊权力。

（4）适应性原则

适应性原则具体体现在两方面：一方面，内部控制体系的建立应从实际情况出发，与本医院的组织层级和业务层级相匹配，根据医院的经济规模、业务范围、风险水平等变化进行调整；另一方面，内部控制建设是一个不断完善的动态过程，随着医疗改革的进一步深化，政府不断推出各项法律法规，对医院的管理要求也更为详细具体。公立医院应当根据新变化和新要求及时更新制度、改进措施和调整流程，不断完善内部控制体系。

5. 公立医院内部控制的要素

公立医院内部控制框架建设要素分为单位层面和业务层面的内部控制两大类。单位层面内部控制是业务层面内部控制的基础，直接决定了业务层面的内部控制的有效实施和运行。单位层面的要素具体分为组织架构、工作机制、关键岗位、关键人

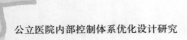

员、会计系统、信息系统六项；业务层面的要素包括预算业务、收支业务、政府采购业务、资产管理、建设项目、合同管理、成本管理七项（见图2-6）。

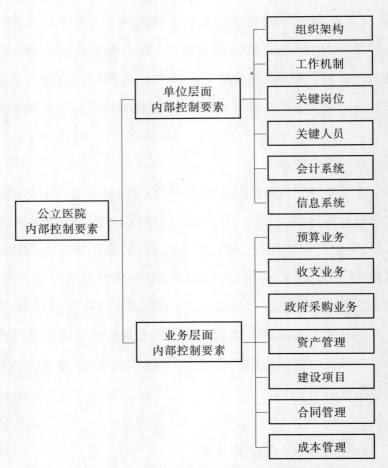

图2-6　公立医院内部控制的要素

6. 公立医院内部控制的重点和难点

中国公立医院所处的外部政治、经济、法律环境和所承担的社会责任,决定了医院内部控制的重点,主要表现在以下几个方面。

(1)患者安全和医疗风险控制是医院内部控制的中心和重点

医疗行业属于高危行业,存在专业性强、技术复杂、难度大、差异大等特点,医疗人员需要面临很大风险。此外,由于信息认知和了解的不对称,还可能存在患者因期望值过高、实际治疗效果未达到预期而采取过激行为,或者因为个别媒体误导而给医院造成负面影响等。因此,患者安全和医疗风险控制成为内部控制的重中之重。

(2)医院在资产管理方面呈现独特性

医疗行业特点明显,医疗设备、药品和各种医用耗材是医院正常运营不可或缺的物质基础,其特殊性使得医院在资产的准入、采购、保管和使用环节的管理呈现独特性。如药品和医用耗材与患者的治疗直接相关,直接影响治疗效果和患者安全,精神药品、麻醉药品更是有严格的管理规定,这些物资消耗往往占到医院总成本的70%,比重较大,对医院来说,加强对各类资产的管理已经成为内部控制的重要部分。另外,随着智慧医疗和信息技术的发展,有些医疗设备本身兼具了 IT 的基础功能。未来,IT 基础设施如何与医疗设备进行高效对接和协同作业面临新的融合,将突破传统认识上的框架,也给医院的有效管控提出了新的挑战。医院必须制定一系列的内部控制制度,如通过资质审核、严格准入、条码跟踪、效期管理、授权控制等进行有效管控,才能确保国有资产的安全。

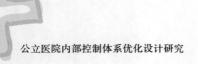

（3）医院收入项目多、价格构成复杂、支付方式多、现金流大

公立医院的收入主要来自财政补助收入、医疗收入、科研项目收入和其他收入，其中以医疗收入为主。在目前的体制下，公立医院主要依照医疗项目收费，根据国家规定的医疗服务诊疗项目的价格和药品、耗材的单价，根据患者在院接受诊疗项目和所消耗的药品耗材等进行收费。根据《全国医疗服务价格项目规范（2012年版）》的规定，医疗服务价格项目近一万种，而各省、自治区、直辖市再根据本地区的实际情况制定辖区内相应的价格政策，不同项目的定价方法也不尽相同。同时，由于医疗收入的形成过程与医疗护理行为直接相关，涉及多个环节、多个部门、多种人员，每个人的行为都直接影响收入的准确性和及时性。此外，由于医疗项目众多、收费品种的差异，再加上政府长期投入不足和社会保障体系不健全，导致一部分医疗费用由患者个人负担，而患者通常选择采用现金、微信、支付宝和银行卡等支付方式，使得医院每天有大量的现金流入、流出。通常，一家大型综合医院的现金流往往达到几十万甚至几百万元，因而对收入的监管成为医院经济管理的重点和难点。

（4）医院支出项目多样，项目成本难以核算和确认

医院支出一般包括医疗支出、财政补助支出、科教项目支出、管理费用和其他支出。按照医疗收入的匹配程度不同，医院支出可以分为三类：① 不直接与患者诊疗活动相关但维持医院正常运行所必然发生的间接费用，如水费、电费、房屋和设备折旧费、行政管理和后勤人员费用等；② 虽然与患者诊疗活动相

关但无法直接与医疗收入匹配的支出,主要为服务于临床和医技单元,为其提供动力、生产、化工、消毒等医疗辅助部门的支出,如供应室、挂号收费处、营养食堂等;③ 各临床业务科室发生的直接与患者的医疗服务活动相关、与医疗收费有直接关系的费用,如药费、卫生材料、医护人员的费用等。这三种费用中除了患者直接消耗的药费和耗材的费用可以直接计入医疗费用的成本外,其他费用都按照一定的方法根据重要性、可操作性等原则,选择合理的分配系数计算计入各核算单元。由于计算计入的比率远远大于直接计入费用的比率,加上疾病的多样性和医疗活动的复杂性以及突发事件的发生,使得医院难以将各项收入和与收入不匹配的费用合理准确地摊销到各临床科室和医疗服务项目中。随着国家对医疗服务重大改革的不断推进,除按医疗项目收费外,按单病种付费、按床日和人头付费、按临床路径付费、按 DRG 付费(见 P186)的范围也日渐推广扩大,这也给医院的成本管理带来了极大的挑战。

(5)信息技术控制贯穿医院运行的各个环节,成为现代医院管理的关键

现代医院的运行越来越离不开信息系统的支持。2015 年 7 月 1 日,国务院发布《关于积极推进“互联网+”行动的指导意见》(以下简称《指导意见》),明确推进“互联网+”行动的总体思路、基本原则、发展目标和 11 个具体行动,计划到 2025 年完善网络化、智能化、服务化、协同化的“互联网+”产业生态体系,在云计算、大数据、(移动)互联网等科技手段发展背景下,与市场、用户、产品、技术、企业价值链乃至整个商业生态进行深度融

合、重组和创新,体现在跨界融合、创新驱动、重塑结构、尊重人性、开放生态和链接一切。可见,"互联网+"已上升至国家战略。在医疗卫生领域,《指导意见》中重点行动的第六条明确要求:大力发展以互联网为载体、线上线下互动的新兴消费,加快发展基于互联网的医疗卫生服务,打造出"互联网+"在线医疗卫生新模式。在此情况下,医院实现信息化、数据化和电子化既是关系到医院运行效率、患者安全的关键环节之一,也是时代发展的要求。如果医院信息系统管理缺乏严格系统的权限管理,就有可能出现错误医嘱、检查化验结果漏收费用、被篡改病历等,后果将不堪设想。

公立医院内部控制的方法

公立医院内部控制的方法是指医院为了实现内部控制目标,针对内部控制的各个方面制定的控制措施和程序。王洁(2018)认为,健全的内部控制体系离不开有效的经济活动,而设计和落实有效的控制活动与内部控制的方法密切相关,只有采取了恰当的内部控制方法,才能保证内部控制活动顺利有效开展。

一般而言,公立医院的内部控制包括以下八种方法:

1. 不相容岗位相互分离

岗位是组织要求个人完成一项或多项责任,以及为此赋予个体权力的总和。不相容岗位是指从相互牵制的角度出发,不能由一人兼任的岗位。不相容岗位相互分离包括提出事项申请与审核审批该事项申请的岗位相分离、业务审核审批岗位与业务执行岗位相分离、业务执行岗位与信息记录岗位相分离、业务执行和审批岗位与内部监督岗位相分离等。

不相容岗位相互分离控制是内部控制体系中最基本的控制手段,集中体现了相互制衡的基本原则。其设计原理在于两个或者两个以上的人员无意识地犯同样错误的可能性很小,有意识地合伙舞弊的可能性也低于一人舞弊的可能性。

2. 内部授权审批控制

内部授权审批控制通常是公立医院根据常规授权和特别授权的规定,明确医院内部各部门、下属单位、各岗位日常管理和业务办理的权限授予范围、审批程序和相应责任。

内部授权审批控制关系到医院内部资源配置和资产使用效益,完善内部授权审批制度将有助于明确岗位权力责任,层层落实责任,层层把关,有助于医院大限度地规避风险。公立医院的任何授权都应该以法律、行政法规和医院的规章制度为依据,并予以书面化。授权一经确定,相关工作人员应当在授权范围内行使职权、办理业务,对于审批人员超越授权范围的审批业务,经办人有权拒绝办理,并向上级授权部门报告。对与医院经济活动相关的重要问题决策、重要人事任免、重要项目安排和大额资金使用,即"三重一大"业务还应当通过集体决策和会签制度合理保证科学解决,确保任何人不得单独进行决策和擅自改变决策意见。

3. 归口管理

归口管理是公立医院按照医院各个业务的属性与管理要求,结合不同事项的性质,在不相容岗位相互分离和内部控制授权审批控制的前提下,将同类业务或事项安排给一个部门机构或岗位进行管理的控制方法,便于医院业务流程化、规范化、专业化开展。如收入归口管理、资产归口管理、合同归口管理等。

公立医院的有些经济活动分散在各个业务部门,如果没有统一的管理和监督就容易导致经济资源流失的风险和财务信息失真的风险。还有一些经济活动涉及的部门较多,需要各部门协调完成,如果不进行统一管理,明确权力和相应的责任,一旦发生问题,各部门就可能互相推诿,影响经济活动的顺利开展。

4. 预算控制

预算是指公立医院根据工作目标和计划编制的年度财务收支计划,由收入预算和支出预算组成,反映了预算年度内医院资金收支规模和资金使用方向,是医院财务工作的基本依据,为医院开展各项业务活动,实现工作目标提供财务支持。

预算控制要求公立医院强化对经济活动的预算约束,使预算贯穿于经济活动的全过程。需要注意的是,预算控制不同于预算业务控制,预算业务控制是对预算业务的控制,包括在预算编制、预算审批、预算执行等环节实施的有效控制,在该业务控制中可以选择不相容岗位相互分离等各种控制方法。而预算控制本身是一种方法,在公立医院的经济活动中发挥着事前计划、事中控制、事后反馈的作用。所以对收支业务、采购行为、建设项目等各项经济活动都需要强化预算约束,以规范和制约公立医院的经济行为。

5. 财产保护控制

财产保护控制是指公立医院在资产购置、配置、使用和处置过程中对资产予以保护,以确保资产安全和使用有效。

公立医院应根据相关法律法规和本医院的实际情况对资产进行分类管理,建立健全资产日常管理制度、定期清查机制、资产控制制度和岗位责任制,强化检查和绩效考评,采取资产配置、资产登记、实物保管、定期盘点、账实核对、处置报批等措施,确保医院资产安全和使用有效。

6. 会计控制

会计控制是指利用记账、对账、岗位职责落实和职责分离、档案管理等会计控制方法,确保医院会计信息真实、准确、完整。该控制方法是实现合理保证财务信息真实完整这一内控目标的重要方法,为公立医院预算管理和财务管理工作提供基础保障。

吴丹枫(2017)认为,公立医院加强会计控制包括:建立健全本医院财会管理制度;加强会计机构建设,配备具有相应资格和能力的会计人员;合理设置会计岗位,确保各岗位权责明确,不相容岗位相互分离,强化会计人员岗位责任制;着力提高医院

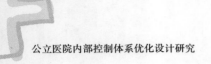

会计人员职业道德、业务水平,确保会计人员正确行使职权;规范会计基础工作,加强会计档案管理,明确会计凭证、会计账簿和财务报告处理程序,确保会计基础、会计核算和财务报告编报有章可循、有据可依等。

7. 单据控制

单据控制是指对公立医院经济活动中外部来源的报销凭证和医院内部形成的表单予以控制的方法。单据控制从种类上或来源上可分为表单控制和票据控制,其中,表单通常是指公立医院开展经济活动所形成的内部凭证;票据通常是指公立医院开展经济活动过程中在报销环节使用的外部凭证,用以证实业务活动的真实性及具体发生金额。

公立医院加强单据控制主要包括单据制度化与使用和管理单据规范化两个方面。单据制度化指公立医院应当根据国家有关规定和医院经济活动和业务流程,在内部管理制度中明确各项经济业务所涉及的表单和票据;使用和管理单据规范化是指相关工作人员必须按照规定使用和管理表单和票据,具体包括填制、审核、归档、保管单据的全环节和全过程,避免单据使用不当和管理不善等情形的发生。

8. 信息内部公开

信息内部公开是指对某些与经济活动相关的信息在公立医院内部的一定范围内按照既定的方法和程序进行公开,从而达到加强内部监督,促进部门间沟通以及督促相关部门自觉提升工作效率的有效方法。

公立医院应当建立健全经济活动相关信息内部公开制度。根据国家有关规定和医院的实际情况,明确信息内部公开的内容、范围、方式和程序,公立医院还可以在搭建信息公开平台、建立健全工资机制、规范信息公开流程、深化信息公开内容、完善信息公开基础等方面进行努力,建立信息公开责任机制,规范和细化信息公开内容,拓宽信息公开渠道,创新信息公开方式,扩大信息公开覆盖面。以信息为平台,及时搜集各方的反馈意见,构筑公立医院与其工作人员的互动机制。此外,公立医院要进一步提高信息公开的主动性、自觉性和规范性,使信息公开工作做到主体明确、程序规范、方式灵活、反馈顺畅、回应及时。

孙娟(2018)认为,随着新形势的变化,公立医院内部控制建设的特殊性应作进一步细化(见表 2-3)。

表 2-3 公立医院内部控制建设的特殊性

项目	企业内部控制	行政事业单位内部控制	公立医院内部控制
原则	1. 全面性	1. 全面性	1. 全面性
	2. 重要性	2. 重要性	2. 重要性
	3. 适应性	3. 制衡性	3. 制衡性
	4. 成本效益	4. 实用性	4. 适应性
			5. 融合性
			6. 成本效益
			7. 实用性
			8. 长期性

项目	企业内部控制	行政事业单位内部控制	公立医院内部控制
单位层面风险评估重点	1. 组织架构控制	1. 内部内控工作的组织情况	1. 组织架构与授权管理
	2. 发展战略控制	2. 内部控制机制的建设情况	2. 决策机构与"三重一大"
	3. 人力资源控制	3. 内控管理制度的完善情况	3. 岗位职责与职务分离
	4. 社会责任控制	4. 内部控制关键岗工作人员的管理情况	4. 会计控制与职务分离
	5. 企业文化控制	5. 财务信息的编报情况	5. 信息传递与信息系统
		6. 其他情况	
业务层面内部控制	1. 资金活动控制	1. 预算业务控制	1. 预算管理
	2. 采购业务控制	2. 收支业务控制	2. 收支管理
	3. 资产管理控制	3. 政府采购业务控制	3. 采购管理
	4. 销售业务控制	4. 资产控制	4. 存货管理
	5. 研究与开发控制	5. 建设项目控制	5. 固定资产管理
	6. 工程项目控制	6. 合同控制	6. 无形资产管理
	7. 担保业务控制		7. 对外投资及下属单位管理
	8. 业务外包控制		8. 建设项目管理
	9. 财务报告编制、对外提供与分析利用控制		9. 合同管理
	10. 全面预算控制		10. 科研项目管理
	11. 合同管理控制		11. 服务外包管理
	12. 内部信息传递控制		
	13. 信息系统控制		

续　表

项目	企业内部控制	行政事业单位内部控制	公立医院内部控制
单位内部控制的一般方法	1. 不相容职务分离控制	1. 不相容岗位相互分离	1. 不相容岗位相互分离
	2. 授权审批控制	2. 内部授权审批控制	2. 内部授权审批控制
	3. 会计系统控制	3. 归口管理	3. 归口管理
	4. 财产保护控制	4. 预算控制	4. 预算控制
	5. 预算控制	5. 财产保护控制	5. 财产保护控制
	6. 运营分析控制	6. 会计控制	6. 会计控制
	7. 绩效考评控制	7. 单据控制	7. 单据控制
		8. 信息内部公开	8. 信息内部公开
			9. 运行情况分析
			10. 绩效考评控制
			11. 重大风险预警控制
			12. 突发事件应急处理要求

公立医院内部控制的
理论基础

委托代理理论

现代企业所有者和经营者的分离使委托代理关系成为企业中最重要的关系。由于委托人和代理人之间的信息不对称,可能产生机会主义行为,如逆向选择问题和道德风险等。

公立医院也存在委托代理问题。公立医院的资产作为全体公民的资产而存在,但全体公民不可能都作为所有者来直接管理和经营资产,而是通过多层委托代理的方式来间接管理,从全体公民到国家各级政府,政府委托卫生行政部门管理,再经过层层中间环节委托给医院管理人员进行管理,由于公立医院的委托代理链过长,产生了严重的信息不对称问题,源自初始委托人的监督和激励作用在逐级的委托代理链中不断被弱化。

　　中国的公立医院存在多头管理、主体虚置的现象。公立医院的基本建设和固定资产的投资决策权由发展改革委负责，经费由财政部门负责，院长的任免由党的组织部门负责，医疗执业、技术的准入和监管由卫生部门负责，这种多委托人的结构使国家作为公立医院的所有者职能难以统一，政府部门之间如果缺乏协调就会影响作为代理人的公立医院院长的激励和约束。多委托人的另一个问题则是公立医院产权主体的不确定性和随意性导致的"内部人控制"，政府只是作为医院资产所有者全体公民的代理人，且政府代表全民举办医院时又存在多头管理的局面，造成国有资产的主体虚置，对代理人的行为缺乏有效的激励和约束，从而产生"内部人控制"的问题，为腐败行为提供了温床。

　　长期以来，中国公立医院的内部管理基础薄弱，贪污腐败行为时有发生，长官意志当道，扯皮现象突出。只有防患于未然，以法律法规的形式形成外部压力，要求公立医院建立有效的内部控制体系并监督实施，以内部控制为抓手，以制约权力运行为主线，建立健全权责对等、制衡有效、运行顺畅、执行有力、管理科学的内部控制体系，才能提高公立医院的治理水平和运行效能。建立内部控制体系，表面上增加了各种审批流程，降低了工作效率，实质上却是通过固化流程明确了各方的权、责、利，减少了互相推诿，切断了内部人员谋取私利的裁量权和寻租的空间，降低了监管成本和医院损失。

法人治理与内部控制

法人治理源于公司治理,狭义的法人治理是指所有者对经营者的一种监督和制衡机制,即通过制度安排来合理配置所有者和经营者之间的权利和责任关系,以保证所有者利益的最大化,防止经营者对所有者利益的背离,其具体表现为股东会、董事会(理事会)、经理层、监事会之间的分权与制衡的结构安排,又称为法人治理结构。

根据法人治理的定义,可以将公立医院法人治理界定为以实现社会效益为目标,明确政府、医院以及管理者之间权、责、利关系的一系列制度安排。医院法人治理结构的实质是在所有权和经营权相分离的契约制度基础上明确各个参与者的责任和权利分布,解决委托代理关系带来的医院董事会(理事会)、监事会和管理层之间的激励与约束问题。

李习平(2014)认为,新医改时代公立医院改革的目标是建立包括宏观层面的政府治理制度、中观层面的法人治理机制和微观层面的内部管理制度在内的现代医院管理制度,基本形成决策、执行、监督相互制衡,相互促进、相互协调的治理机制。可见,公立医院法人治理结构是现代医院制度中界定所有者和经营者相互关系的重要组织架构。

公立医院内部控制是为了实现控制目标,通过制定制度、实施措施和执行程序,对经济业务活动的风险进行防范和管控的手段,是公立医院科学合理规避风险、防范舞弊、预防腐败、加强管理、提高医疗服务效率和效果的内在需求治理机制。它的核心思想就是以制衡性为原则,形成决策权、执行权和监督权的三权分离的机制,从横向上确保某项工作是由彼此独立的部门或人员相互监督、相互制约而完成,同时从纵向上形成上级监督下级、下级监督上级的监督制约机制。

基于委托代理关系产生的医院法人治理与内部控制都是建立现代医院管理制度两个重要的组成部分,二者具有目标一致性。作为解决代理冲突的两大机制,互为基础、互为补充。具体来看:

1. 医院法人治理是内部控制的基础

控制环境是内部控制五要素之一,良好的内部环境是内部控制建立与实施的基础,关系到内部控制的有效性。其中,治理结构是控制环境要素的首要内容。法人治理结构的实质是所有者为解决所有者与管理者之间的委托代理问题,通过明确组织内各个部门之间的权责分配来实现分权制衡的目标。公立医院作为为广大人民群众提供安全、有效、方便、价廉的医疗卫生服务的非营利性事业单位,其法人治理结构也不例外。如果医院法人治理机制不健全、治理结构混乱,各个部门之间权责分配不清,内部人员就会想办法利用机会绕过医院内部控制产生自利行为,给医院的持续、稳定发展带来风险。因此,公立医院只有在建立健全有效的法人治理结构的情况下才能通过明确各层级管理人员的权、责、利来保障医院内部各层级间控制目标的一致性,使公立医院内部控制工作落到实处,内部控制体系才能得到有效运行。可见,科学完善的治理结构是保证公立医院内部控制建立与实施有效性的基础。

2. 内部控制是医院法人治理的基础

随着医药卫生体制改革的深入,国家相继出台了有关公立医院法人治理的政策指导性文件,部分公立医院已建立了法人治理结构,但尚不完善,存在监事会作用发挥不足、理事会成员没有兼顾到足够多的利益相关者以及内部的监督机制薄弱、决策和监督机制缺位、"内部人控制"等问题,这些问题的存在使公立医院距离实现"建立现代医院管理制度,基本形成决策、执行、监督相互制衡、相互促进、相互协调的治理机制"的目标还有很大差距。而健全有效的内部控制机制是保障组织权利规范运行、科学高效运行的有效手段。它通过必要的措施和程序对医院经济业务活动的风险进行防范和管控,是医院各项决策层、执行层和监督层之间形成相互制衡、相互促进、相互协调的关系,将医院各项经济业务活动控制在合理范围内,从而实现防范风险、预防腐败、提高管理水平和服务水平的目的。因此,有效的医院内部控制体系是促进公立医院治理结构不断完善的保障。

可见,公立医院改革要实现建立现代医院管理制度,促进公立医院管理的规范化、科学化和精细化的目标是要建立在医院完善的法人治理基础之上,而一个健全有效的内部控制体系正是实现医院治理有效性的地基,只有地基稳固,公立医院改革的大厦才能拔地而起。不论是医院法人治理还是内部控制,其最终目的都是促进公立医院持续、稳定发展，以便为广大人民群众提供安全、有效、方便、价廉的医疗卫生服务。

非对称信息理论

唐晓玉（2013）认为，非对称信息是指在经济和管理活动中，由于参与者获取信息的渠道和能力的不同，某些参与者比另一些参与者掌握更多的信息，这些参与者凭此优势能够获得更多的利益，而其他参与者由于依据不充分受到损失的概率较大。非对称信息理论与委托代理理论的关系非常密切，委托代理使非对称信息问题更加突出。

医疗服务市场的不确定性，医疗技术的独特性、不易传授性和垄断性使公立医院的这一特性表现得尤为明显。韩优莉、郭蕊（2017）认为，公立医院是由国家代表全民出资建立的，其使命和目标决定其必须主动履行公共责任，其资金来源和运作成本依赖于社会财富的二次分配，同时在法律上还享有减免税的待遇，社会责任更加突出。公立医院的利益相关者主要包括政府、医院及其管理者、医院职工、就医者、社区、供应商、医保机构、债权人、其他医疗服务组织、专家、相关社会组织等。组织利益相关者的多样性意味着责任对象的多样性。相对于其他行业的利益群体，公立医院的利益相关者其属性和普通企业的员工、顾客、供应商等有着显著的区别。总体而言，他们与医院的关系更为密切，其行为将显著影响医院的绩效，其利益也将受到医院运行状态的影响。公立医院面对如此多样化的公共责任对象，其所涉及的公共责任内容包括对公共信息的披露、确保公益目标的实现、理事会的监督与信托责任、法律法规的遵守、利益冲突的避免和解决以及国有资产的保值增效的管理。因此，通过建立和完善内部控制体系，提高公立医院相关信息的质量能够切实保障利益相关者的利益。例如，国家要求公立医院定期公开三公经费预算，加强对医院内部人员因公出国（境）经费、公务接待费、公务车购置及运行费的严格管理，定期公示医疗收费标准、社会公益事业捐赠内容等，这些都需要内部控制体系作为支撑。如果离开了内部控制体系的监管，公立医院就有可能存在信息造假和扭曲，以虚假的形式向公众发布。

新公共管理理论

新公共管理理论是 20 世纪 80 年代以来西方发达国家面对政府规模扩大、财政压力加剧、政府不可治理问题增多、官僚主义和腐败现象泛滥等问题，改革政府管理模式所呈现出来的由传统的、官僚的、层级制的、缺乏弹性的公共行政向有市场导向的、因应变化的、具有弹性的公共管理转变趋势的统称。欧文·E·修斯（2001）把这一趋势总结为十三个方面：政府开发良好的方法确定长期计划和战略管理；专业化的管理；组织必须关注的焦点是结果而不是投入；用绩效和项目预算管理制度替代原有的线性项目预算和会计制度；人员调配的弹性；组织的弹性；

引入竞争；根据公共部门与私营部门签订的明确合同提供公共服务；适当的激励机制；管理者与政府官员之间的互动；管理者与公众之间的直接责任关系；购买者与购买者的分离；审视或重新审视政府规划以确定目标是否实现。新公共管理主张将私营部门的管理方法和竞争机制引入到政府等公共组织中，以解决政府组织官僚化、臃肿化的问题，希望通过市场竞争机制的引入促进社会公共组织的精简和效率的提升，在此基础之上对组织的绩效进行评估并监督组织完成相应的预期目标，从而促进公共管理事务的实现。

卫生部门是重要的公共服务部门之一，新公共理论的发展为卫生部门政府职能转变以及政府与医院之间权、责、利关系的明晰提供了理论基础。从改革的趋势来看，各国政府没有走将公立医院私有化的道路，而是试图使公立医院从完全依附于政府的预算组织转变为政府继续保留所有权但具有一定自主权的组织，以提高公立医院的绩效并履行其公共责任。中国政府对公立医院管理体制改革提出了政事分开（指政府行政职能与公共事业运作功能的分开）、管办分开（指监管与举办职能的分开）的有效形式（见图2－7）。2009年的新医改首次明确了应落实公立医院的法人地位，将法人治理引入公立医院改革，形成决策、执行、监督相互制衡，有责任、有激励、有竞争、有活力的机制，进一步明确了政府在医疗服务中的责任和公立医院的公益性特质。在问责和监管方面明确了建立有效的医药卫生监管体制，加强医疗卫生机构的准入和运行监管，完善医疗保障，加强药品监管，建立信息公开、社会多方参与的监管制度。鼓励行业协会等

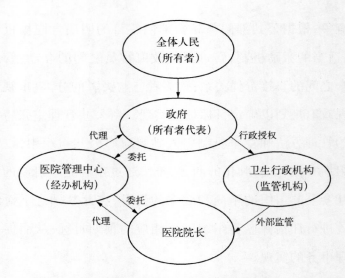

图2-7 "管办分开"治理模式

社会组织和个人对政府部门、医药机构和相关体系的运行绩效进行独立评价和监督。

用法人治理结构代替原有的院长任期责任制体现了决策层认识上的深化，顺应了社会形势发展，它强调通过建立新的公众、政府和医院之间的制度安排，建立起对公立医院有效的激励和约束机制，从而影响公立医院提供卫生服务的行为，真正实现公立医院的公益性目标。随着全国范围内公立医院改革国家联系试点城市的确定，各地先后进行了一系列积极的探索，通过政事分开和管办分开，改革管理体制和治理体制既增强了公立医院的生机活力，发挥了医院院长的才智，又能保障公立医院切实履行政府赋予的各种公益性职能。这与新公共管理理论提倡的将市场竞争机制和问责机制引入公共组织的理论高度契合，而完善公立医院内部控制体系建设正是加强内部监管，实现公立医院战略目标的最直接有效的手段。

风险管理与内部控制

COSO 委员会 2017 年 9 月公布的《企业风险管理与战略和业绩的整合》中将"风险"定义为"事项发生并影响战略和商业目标实现的可能性",将风险的范畴由只强调风险负面性扩大到对风险的正面和负面影响兼顾,还明确定义了风险管理与内部控制的关系,指出了全面风险管理涵盖了比内部控制更多的内容,比如在战略制定、治理结构、与利益相关者沟通、绩效评价等方面有所不同。风险管理与内部控制之间既有联系也存在区别。具体来讲,两者的联系体现在三个方面:

1. 全面风险管理涵盖了内部控制。内部控制是风险管理一个不可分割的子集。从时间先后和内容上来看,全面风险管理是对内部控制的拓展和延伸。内部控制是基础,风险管理是建立在内控基础之上的具有更高层次的控制活动。

2. 内部控制是全面风险管理的必要环节。内部控制的发展动力来自公立医院对风险的认识和管理,公立医院所面临的大部分运营风险或业务流程中的风险,内部控制是必要的、高效的和有效的风险管理方法,离开了良好的内控系统,风险管理只能是一句空话。

3. 从国内的管理实践来看,都是内部控制先行再逐步开展全面风险管理,通过内控体系建设,在组织架构的完善、人员经验的积累、内控流程的记录等方面做好准备,为公立医院今后开展全面风险管理打下坚实的基础。

两者的区别体现在两个方面:

1. 范畴不一致。内部控制仅是管理的一项职能,虽然控制关口已然前移,但目前主要还是通过事后和事中的控制来实现目标;全面风险管理则贯穿于管理过程的各个方面,较之内部控制在事前制定目标时就充分考虑到存在的风险。而且,在两者所要达到的目标上,全面风险管理多于内部控制,除了包括对内部控制的目标,还增加了战略目标的考量。内部控制通过防范性措施降低公立医院内部各种风险,侧重于财务和运营领域。全面风险管理则通过前瞻性的视角积极预防和应对公立医院内外各种可控和不可控的风险,重点关注战略、市场、法律等领域。

2. 对风险的对策不一致。全面风险管理引入了风险偏好、风险容忍度、风险对策、压力测试、情景分析等概念和方法,有利于确保公立医院的发展战略与风险偏好相一致,实现经济资源的合理配置,并利用风险信息支持管理层进行决策,这些内容都是内部控制中所没有的。

不过,随着风险管理和内部控制的不断完善,它们之间必然会相互交叉、融合,直至统一。

内部审计与内部控制

自 1947 年国际内部审计协会(以下简称 IIA)首次对内部审

计定义以来,经过了多次修订。2013 年 IIA 在重新修订的《国际内部审计专业实务标准》中规定,内部审计是"一种独立、客观的确认和咨询活动,旨在增加价值和改善组织的运营。它通过应用系统的、规范的方法,评价并改善风险管理、控制和治理过程的效果,帮助组织实现其目标"。中国内部审计协会(以下简称 CIIA)2013 年制定的《中国内部审计准则》中将内部审计定义为"一种独立、客观的确认和咨询活动,它通过运用系统、规范的方法,审查和评价组织的业务活动、内部控制和风险管理的适当性和有效性,以促进组织完善治理、增加价值和实现目标。"由此可见,内部审计有两大职能,即鉴证和咨询。鉴证解决"怎么样"的问题,咨询解决"怎么办"的问题。内部审计本身不直接参与相关的经济活动,处于相对独立的地位,是执行内部监督的最好选择。

1. 内部审计是医院组织价值链中的重要组成部分

1985 年美国管理科学家迈克尔·波特提出了价值链管理理论:企业活动的根本目的是追求企业价值增值,即企业价值最大化。现代企业就是按照价值链理论设计的组织,在组织内只有能为企业带来价值增值的部门才有存在的必要。内部审计作为现代公司治理结构是组织管理的控制环节,必须为企业增值服务。

与此接近的是,审计署于 2018 年最新发布的《审计署关于内部审计工作的规定》(审计署令第 11 号)指出"内部审计是对本单位及所属单位财政收支、经济活动、内部控制、风险管理实施独立、客观的监督、评价和建议,以促进单位完善治理、实现目标的活动。"这些定义和理念与价值链管理理论不谋而合,说明内部审计是组织价值链的重要组成部分,是为组织价值增值服务的。公立医院与企业的组织属性相同,自然也适合这一论断。

史安平(2016)提出,根据波特的价值链管理理论,内部审计在企业的价值链上是一项间接、辅助、支持活动,能够通过运用系统、规范的审计方法审查和评价组织的业务活动、内部控制、风险管理的适当性和有效性,为组织创造价值,帮助企业实现目标(见图 2 - 8)。

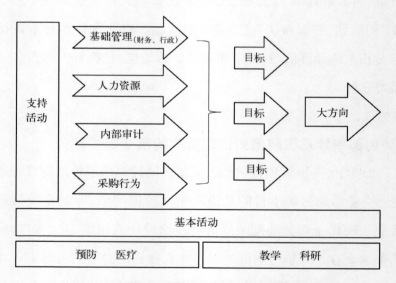

图 2 - 8 公立医院组织价值链模型结构图

2. 医院内部审计增值的途径

依据价值链管理理论,内部审计对医院的价值增值作用主要体现在两个方面:其一,内部审计可以创造直接价值,即内部审计按照规定的程序,通过运用系统、规范的审计方法帮助医院预防和减少损失,当挽回的损失大于内部审计成本时,医院价值就得到相应增加;其二,内部审计可以创造间接价值,它包括威慑价值和潜在价值。所谓威慑价值,就是在审计业务中,无论内部审计是否发现了问题,因有内审部门的存在,客观上会对公立医院的管理者和其他部门产生潜在的威慑作用,使其在明白了内审的职能之后就只能把维持良好的内部控制系统和工作秩序作为其工作目标。所谓潜在价值,就是指内部审计可以通过沟通审查评价来优化价值链为医院创造潜在价值。

在上述价值的属性中,直接价值可以计量,易于接受;而间接价值无法衡量,只能评估,但间接价值在规范公立医院的各种经济活动、维护医院的合法权益、改善经营管理、控制和降低成本、提高社会效益和经济效益以及反腐倡廉方面的意义更加重大,是内部审计为医院组织增加价值的重要组成部分。

3. 内部控制与内部审计的异同

（1）内部控制与内部审计的区别,主要表现在关注点、对象和手段上。

① 关注点不同。内部控制的关注点是管理流程、制度和岗位约束、制度的有效性、关键岗位等;内部审计的关注点是各项指标的完成情况、异常财务情况、财务规范性等。

② 对象不同。内部控制的对象是整个企业的各个环节;内

部审计的对象是与外部审计对象相关的环节和相关的财务信息。

③ 手段不同。内部控制手段主要是环境控制、风险评估、活动控制、信息与沟通、监督等；内部审计的主要手段是查证、函证、抽样、座谈、调查等。

（2）内部控制与内部审计虽有区别，但更多的是联系，表现在这两者的最终目标具有一致性，都是为了促进组织目标的实现。

① 从内部控制的角度来看，很多公立医院建立了一大堆规章制度，但很多只是挂在墙上，流于形式，没有真正发挥作用，一个很重要的原因就是没有强有力的监督力量。内控体系建设具有系统性，内部审计具有纵深性，内部控制强调过程合规，内部审计关注结果合理。公立医院的管理层可以将内审中发现的内控失效案例作为加强内控建设的有力抓手，同时把内审手段作为检查内控运行状态的有效工具，使公立医院有压力去认真落实内控规范。

② 从内部审计的角度来看，内部控制也有促进作用。内部审计的第一步就是对内部控制体系进行评价，若内部控制体系相对完善，则其对审计资料的采信程度就高，审计抽样就可以适当简化。另外，内审和内控人员比较了解组织的运行情况与环节，洞悉组织的优缺点，更知道职能部门的长处与短板，对审计发现的问题就能对症下药，提出不错的审计意见，从而使审计发现事项整改建议更具可操作性，审计整改也将变得更加顺利。

可以说,内部控制具有系统性,但力度有限;内部审计更深入,但覆盖面有限。两者如果有机结合,就能够帮助公立医院将风险管理做全做深,将内控建设真正落到实处。

小　结

　　风险管理、内部控制、内部审计融合的业务模式是未来公立医院管控的大趋势。针对医院风险,风险管理是事先预判,内部控制是强化过程管控、审计是业务事项的确认。三种手段对应从事前、事中、事后三个阶段出发对业务事项形成全过程管控。

　　首先在风险管理方面,风险是可以识别的不确定性,是一个事先预判的手段,抓取风险的时候需要从识别外部和内部的风险源出发,外部风险源分析可以识别公立医院的战略风险、法律风险、政策风险、技术风险、患者道德风险,进而形成管控风险的预判机制;内部风险源分析可以识别内部风险征兆,从而发现公立医院的单位层面风险和业务层面风险。在整个过程中所使用的外部医疗行业数据及本院内部数据,与内控、审计过程中涉及的数据相同,因此,公立医院有必要把这些管控手段整合,形成监督合力。

　　其次在内部控制方面,公立医院内部控制采取的在实践方面比较有效的措施是"以评促建、以审促评"。针对公立医院内部控制体系有两种手段进行循环：第一种为自我评价，第二种为独立评价。这两种方式有一个共同的特点，都是针对公立医院的业务流程和业务结果进行穿行测试和评价，使用的数据源同样是医院数据。在内部控制系统中全面融入评价、测试、问题、疑点、工作底稿等功能，这样在做内部控制的时候也可以同时发现公立医院存在的问题，将内部控制与内部审计作高度融合。

最后在内部审计方面。内部审计在实际作业时，"锁定审计区域、搜集审计证据"所用数据源与风险管理和内部控制相同，由于近几年审计技术和方法的飞速发展，大数据技术的出现可以把审计方法高度复用，形成智能化的监控模型，随着对医院数据进行监控，可以有效形成电脑代替人脑进行自动化监控。这些审计手段同样也是风险管理落地的手段，因此审计、风险管理、内部控制在工具上可以复用和整合。

风险管理、内部控制、内部审计的有效融合，不仅可以改变公立医院科室间各自为政、手段重叠、落地效果不佳的状态，还能够提高公立医院的风险管理能力，极大降低公立医院的投入成本。

目前，互联网思维及大数据技术已被大规模运用于公立医院的日常管理中。医院的管控人员，特别是风险管理及审计人员如果不掌握信息技术及大数据，将失去对公立医院的管控能力。想要真正形成风险管控能力，必须从两个方面着手：第一，风险管理、内部控制、审计手段融合；第二，在大数据环境下探索技术手段的创新。传统的审计手段在大数据技术的环境下已经远远跟不上时代步伐,必然面临技术革命。

为有效解决大数据环境下公立医院全面风险管理的落地问题,以"风险融入业务、融入信息化"为指导思想,颠覆传统的风险控制及审计方法,通过引入 HRP(医院资源计划)信息平台,形成事前规则管控、事中指标管控、事后模型管控的三位一体的监控模式,能有效解决风险管理的落地问题。模型监控把所有的审计经验整合成监控模型,而规则和指标可以把风险控制点形成控制规则和监控指标,完成电脑代替人脑的转变,从而可以使模糊的医院管理变成能够具体实施的控制措施。

第 三 章

A 医院内部控制现状及
存在的主要问题

A 医院基本情况

A 医院发展现状

A 医院始建于 1920 年,发展至今已成为一所集医疗、教学、科研、急救、预防、康复、保健于一体的大型三级甲等综合性医院。医院现设南北两址,合计占地面积 88 亩,总建筑面积 23 万余平方米,核定床位 1 800 张。在职职工 3 000 余名。医院设 61 个临床、医技科室,拥有集 MRI、CT、DSA 于一体的复合手术室、PET - MR、PET - CT、EDGE 放射治疗系统、达芬奇手术机器人等国际先进的大型医疗设备。2018 年门急诊近 280 万人次,出院患者 7.8 万人次,手术操作 4.84 万例,三、四级手术比例达 74.35%。

在 X 市卫生和健康发展研究中心、X 市医学科学技术情报研究所发布的 X 市三甲医院科研竞争力分析报告中,A 医院的 7 个学科(心血管外科、精神医学、心血管内科、口腔医学、肿瘤

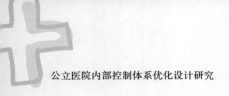
学、护理等)在全市 35 家三甲医院中排名前 5 位;在 Nature 出版集团发布的 2018 年中国医院自然指数排行榜最高排名为前 50 位;在中国医学科学院发布的 2017 年中国医学科技影响力排名中列全国前 100 位,有 16 个学科进入全国百强;在中国医学科学院发布的 2018 年(2017 年度)中国医院科技量值(STEM)综合榜单中居全国前 100 位;在艾力彼医院管理研究中心 2019 年 3 月 29 日发布的《医院蓝皮书:中国医院竞争力报告(2018—2019)》中,A 医院首次进入了中国内地医院竞争力百强行列。

A 医院 2016—2018 年的基本经济情况见表 3-1。

A 医院内部组织结构

A 医院作为 X 市三级甲等综合性医院,属于 X 市的卫健委(原名卫生与计划生育委员会,简称卫计委,2019 年 3 月更名为卫生健康委员会,简称卫健委)和 Y 大学共同领导,A 医院领导的任命受 X 市卫健委管辖,日常科研、教学上受 Y 大学管辖。

A 医院属于差额拨款的事业单位,内部组织架构随着国家政策变化和医院自身的发展几经调整。2018 年 7 月,A 医院根据中共中央办公厅印发的《关于加强公立医院党的建设工作的意见》实行了党委领导下的院长负责制。A 医院现设党委书记一名,全面主持党委工作,对医院工作负总责,履行第一责任人的责任,支持院长依法依规独立负责地行使职权,每年年底向上级党组织述职;院长一名,在医院党委领导下,全面负责医院医

表 3-1 2016—2018 年 A 医院基本情况表

单位：万元

项 目	2016 年度	结 构	2017 年度	结 构	2018 年度	结 构	三年增幅
总收入	279 768.56	100.00%	338 389.81	100.00%	308 949.30	100.00%	10.43%
其中医疗收入	219 750.99	78.55%	249 509.22	73.73%	258 970.23	83.82%	17.85%
总支出	286 558.24	100.00%	328 587.08	100.00%	323 239.65	100.00%	12.80%
其中医疗成本	235 561.39	82.20%	278 599.44	84.79%	274 883.69	85.04%	16.69%
总资产	253 007.74	100.00%	279 881.60	100.00%	297 321.47	100.00%	17.51%
其中固定资产	128 287.99	50.71%	134 413.25	48.03%	143 989.91	48.43%	12.24%
在职职工人数	2 815 人		2 947 人		3 021 人		7.32%
开放床位数	1 530 张		1 700 张		1 717 张		12.22%

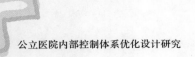

疗、教学、科研、行政管理工作,组织实施党委有关决议并向党委报告决议执行情况,每年底向党委会议述职;常务副院长一名,分管医务部、护理部、临床科室、医技科室;科研教学副院长一名,分管科研教学部、规培办、转化医学平台;运营管理副院长一名,分管信息科、绩效办、采购办、国资办、医疗设备维修部、运行保障部、保卫科;纪委书记兼工会主席一名,分管工会、监察审计室、退管会;外派副院长两名,全面主持两家托管医院的日常行政医疗管理工作。

A 医院内部控制的现状

现以财政部 2016 年发布的《关于开展行政事业单位内部控制基础性评价工作的通知》中列示的"行政事业单位内部控制单位基础性评价指标"为依据,结合 A 医院实际情况进行细化,从内部控制设计的有效性和内部控制运行的有效性两方面,对 A 医院的内部控制现状进行初步评价。

A 医院内部控制体系的设计情况

1. 医院初步建立了内部控制制度

A 医院于 2011 年 7 月 1 日起执行财政部新的《医院财务制度》,根据新制度内容和要求以及相关法律法规,修订和增加了适应医院实际情况的相关财务规章制度共计 30 多项。为了贯彻财政部 2014 年 1 月 1 日《单位内控规范》的实施,A 医院于 2013 年 10 月聘请了知名的会计师事务所人员担任医院的财务监理,除对日常的财务工作进行独立审计外,还就其担财务监理以来所遇到的各种问题以及医院的规章制度进行了梳理,了解和检查了 A 医院是否建立健全了相应的内控管理制度,已建立的内控管理制度是否有效执行,从而初步找出了 A 医院在管理上的内控缺陷。通过检查财务监理认为,截至 2014 年 12 月,A 医院已建立了包括《财务管理制度》在内的 28 项内控制度,现有的内部控制和会计核算制度建设基本能满足医院正常运营的需要,但随着 A 医院晋升为三级甲等医院及对自身要求的不断提高,还需不断努力创造良好的内部控制环境,充分发挥 A 医院监察审计室的监督作用,以便加大力度制定、修改和完善会计系统和有效的控制程序。

2. 内部控制管理信息系统初步实现了功能覆盖

2012 年 1 月,A 医院根据卫计委的要求启用了金蝶 EAS 集团性财务系统卫生专版;2019 年 1 月,随着财政部《政府会计制度》在行政事业单位的全面推行,A 医院启用了新的政府会计财务系统,目前该财务系统已经可以将南北两院的全部财务数据纳入会计核算中来。财务系统包括基础数据、出纳、工资、账务处理、固定资产、财务报表等模块,可以对科室进行辅助核算,便于财务分析。目前,医院的医院信息管理系统 HIS 系统实现了对医疗收入、药品、耗材的核算统计;2012 年 9 月,A 医院在 X 市较早引入 SPD 供应链管理模式,对医院所需的大部分物资实施集中供应,通过医院 HIS 系统与 S 公司供货系统的对接,实现了药品、医用耗材到后勤保障类物资的库存、加工分拆、科室配送的全过程物流管理；2018 年 8 月，A 医院成为 X 市首批智慧医院建设的试点单位，第三方支付平台、扫描支付平台与医院的 HIS 系统做了接口。A 医院与多家银行合作，由银行免费投入多台智能自助机放置在南北两院门诊和住院处大厅，经过半年多的时间完成了由机器替代传统收费挂号的所有流程，包括办理就诊卡、化验单、收据打印、查询明细等，实现了医疗服务的全程自助。通过智慧医院信息化建设，大大减少了患者的排队现象，改善了就医体验。

3. 会计核算机构基本健全

A 医院设置了财务部、门诊收费处、出入院处、绩效办、医疗保险办公室等部门来对医院的经济活动进行核算和监督，各部门之间相互独立又互相合作，分工明确。医院于 2016 年 2 月引进了一名高级会计师担任财务部主任，还通过内部公开竞聘的方式选拔了数名优秀会计人才进入财务部门，扩充了医院会计机构的队伍。

4. 医院成立了独立的内部审计机构

审计室原来属于财务部下设的二级科室，独立性较弱。为了更好地监督医院的经济活动，2013 年 5 月 A 医院成立了监察审计室，将原有属于财务部的内部审计室人员调入新科室。目前，监察审计室共有三人，科主任一名，审计主管一名，审计员一名，主要负责医院的经济合同审计、财务收支审计以及公开招投标和院内评审过程的监督、基建工程审计、领导干部经济责任审

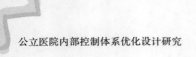

计、人员招聘等业务活动的内部监督等。前文谈及，为了进一步强化医院的监督管理工作，A 医院于 2013 年 10 月引入了财务监理制度，工作地点设在了监察审计室，通过财务监理定期对医院财务管理和内部控制方面的薄弱环节严格把关，监察审计室对发现的问题科室进行整改复查和成效追踪，起到了正本清源的作用，实现了内外部监督的良好配合。通过两年多的有效推进起到了一定的震慑作用，改变了医院长期以来的"偏重临床科研、轻视经济管理"的错误观念，使管理层认识到了内部控制和财务管理的重要性，并具有了初步的风险防范意识。

A 医院内部控制体系的运行情况

1. 单位层面内部控制体系的运行情况

（1）内部控制工作的组织方面

A 医院根据《内部审计工作暂行规定》明确了医院监察审计室是内部控制的职能部门，但在实际执行过程中医院各部门普遍存在各自为政、互相推诿的情况，在内部控制的沟通和联动机制方面有待加强和完善。

（2）权力运行的制约方面

A 医院根据《贯彻落实"三重一大"制度的实施意见》《重大事项领导责任追究制实施办法》已经建立了议事决策机制、岗位责任制、内部监督等机制。

（3）内部管理制度的完备方面

2014 年 3 月，A 医院编制的《规章制度汇编——党政管理分册》基本涵盖了医院经济运行各个方面，截至 2019 年 3 月，该制度使用期限已满五年。根据《单位内控规范》中关于内部控制的适应性原则的规定，公立医院随着外部环境的变化、经济活动的调整和管理要求的提高，应作不断修订和完善。而该制度汇编中的部分制度有的是 2010 年制定，有的没有发布时间，不知何时制定何时起执行，有些制度是否已不再执行没有作废标记，有的新增制度未及时添加，执行中的制度是否有效未能定期检查。

（4）内部控制关键岗位方面

A 医院根据《职工教育管理办法》《在职研究生学历培养管理办法》《岗位聘用实施办法》等基本建立了工作人员的培训、评价、轮岗等机制。但在实际工作中，仍存在着较大的改进空间：一些关键岗位，包括财务、人事、采购、基建等业务人员和管理人员未能做到定期轮岗；中层干部的选拔任用和日常管理工作缺少透明性和有效监管；个别科室的管理人员和员工存在合谋和舞弊行为，且大多数属于事后发现的行为，医院投入的检查性成本远远超过了预防性成本，给医院造成了不小的声誉损失和经济损失；医院的绩效考核模式，多是以经济利益为导向，与公益性使命背道而驰。第一，员工的绩效考评，还停留在事后考核阶段，没有上升到战略导向层面。第二，以收支结余为依据的科室绩效考核。第三，在奖金的发放上没有与收入完全脱钩，存在开单提成现象，使得医院人员为了多拿奖金想办法多收费、多

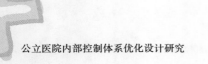

做检查,造成了医疗费用的不合理增长。这种跑偏的绩效考核方式如同指挥棒,深刻影响了医院、科室乃至医生的行为,必须彻底改变这种简单以经济效益为核心的绩效管理模式,建立一套体现社会效益和经济效益并重的考核指标体系,在兼顾医院发展壮大、医生报酬增加的同时,让患者以尽可能低的成本获得满意的医疗服务。

2. 业务层面内部控制体系的运行情况

（1）预算业务管理控制方面

A医院的《预算管理制度》要求医院所有的收入和支出都纳入预算管理,实行全面预算管理,但实际执行情况与预算存在偏差:未按照批复的额度和开支范围执行预算,费用支出、固定资产、无形资产采购均存在无预算、超预算等情况,未明确和落实各业务部门在预算编制中的职能和责任;预算委员会虽已成立多年,但未能很好履职,各业务部门在执行预算过程中存在改变资金用途、漏报、错报、追加预算的形象,预算的编制变成了一种形式主义和例行公事,预算执行和绩效评价功能弱化。

（2）收支业务管理控制方面

① 收入业务管理控制方面,A医院依据《票据管理制度》《价格管理制度》《价格公示制度》《医药收费复核制度》等实施"收支两条线"管理,医院的收入均纳入财务部门统一管理。A医院已建立了较为完善的《财务管理制度》,但个别项目未能纳入医院行政大账统一管理,形成了"账外账",有违制度规定。

② 支出业务管理控制方面，A 医院依据《财务收支审批制度》《财务报销制度》《会计监督制度》等确定了各项支出的标准、支出报销流程和相关岗位的职责权限，确保了支出申请和内部审批、付款审批和付款执行、业务经办和会计核算等不相容岗位相互分离，但部分支出管理仍然不够规范。例如，A 医院虽已制定《党委廉政制度》《对外接待暂行规定》等制度，但未能根据"三公经费"的有关规定修订或补充制定有关管理规定以适应新的法规，医院因公出国（出境）经费、因公出国短期培训费等制度缺失，管理层审批和财务人员审核不严，超范围和超标准报销的现象时有发生。

③ 政府采购业务管理控制方面，A 医院目前缺少对政府采购方面的制度，在实际工作中未完全按照规定组织政府采购活动。A 医院缺失对政府采购业务进行审核的岗位，该岗位应熟悉政府采购相关制度、政府集中采购目录中的商品、每年政府采购限额标准的变化及政府采购公开招标数额标准等，同时，该岗位还应负责汇总并严格审核各业务部门提交的政府采购预算申请数、政府采购计划、政府采购申请等。如果该内部控制缺陷定性为重大缺陷，将存在如下潜在的风险：a. 高层和中层管理人员存在舞弊的可能；b. 财务报表存在错报的可能；c. 内部审计机构对内部控制的监督失效。

④ 资产管理控制方面

a. 在流动资产管理方面：A 医院根据《资金检查制度》《流动资产管理制度》要求已建立了货币资金管理岗位责任制，确保不相容岗位相互分离，不得由一人办理货币资金业务的全过程；

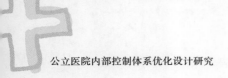

按照支出业务的类型,明确内部审批、审核、支付、核算和归档等支出各关键岗位的职责权限,但对于应收及预付款项未能做到及时清理,没能做到"前款未清、后款不借"。

b. 在固定资产和无形资产管理方面:2016年3月,A医院接受财务监理的建议,将原有的物资管理部拆分为物资采购部和国资办两个部门,确保符合内部控制的制衡性原则的规定。A医院通过财政部门的资产管理系统,每年上报资产管理情况,同时医院的财务系统中也有资产管理模块,用于固定资产和无形资产的新增、报废、调拨、计提折旧、摊销等工作。但是目前A医院大部分固定资产和无形资产的采购未完全结合预算编制和政府采购业务管理制度来进行,实物资产和无形资产的管理环节较为薄弱,表现为以下方面:(a) 未按内控规范要求明确资产的内部调剂、向外租借处置的程序、审批权限和责任;(b) 资产的使用部门未按内控规范要求建立资产台账,实物管理不善,未定期清查盘点资产,做到账实相符。国资办、财务部、资产使用部门长期缺乏定期对账机制;(c) 资产的管理部门未能按照内控规范的要求建立资产信息管理系统,做好资产的统计、报告、分析工作,实现对资产的动态管理;(d) 社会公益事业性捐赠的固定资产和无形资产未计入医院的资产账进行统一管理;(e) 科研项目实验用固定资产和低值易耗品未实施统一采购或政府采购方式,部分达到使用期限或价值标准的资产未纳入医院大账统一管理,存在资产漏记现象;(f)"预付账款-预付设备款"长期挂账,不能及时清理并结转固定资产科目。截至2016年12月,该账户余额达到8 739万元。对以上因资产管理不善造成的内控缺陷,A 医院尚未建立有效的沟通协调机制。

⑤ 建设项目管理控制方面:A 医院未能建立有效的招投标控制机制,未依据国家有关规定组织建设项目招标工作,并接受有关部门的监督。项目超预算也未按照国家有关规定报经批准。

⑥ 合同管理控制方面:A 医院未指定院办作为业务合同的归口管理部门,并建立科学的合同规范规则;后勤保障和采购部门上传的部分年度常规性的合同缺少规范性、标准性的合同模板,服务类、工程类合同使用的大多为服务方提供的版本;合同条款中关于违约责任、税负、服务内容、服务满意度测评等条款约定不明的情况较多;合同尚未实现 OA(Office Automation,办公自动化)网上审批和无纸化操作,行政效率不高;缺少合同履行监督和后评估机制,也未设立合同纠纷的协调机制;合同的申请、审批和执行环节存在脱节现象,未能形成闭环管理。

⑦ 成本管理控制方面:A 医院依据《医院成本核算管理办法》的规定成立了成本核算岗位,但目前仍以手工管理结合电子文档的管理方式,未使用专业的成本核算软件,成本数据的全面性和准确性不高。A 医院未能对成本预测、决策、计划、控制、核算、分析和考核环节实施有效控制,属于重大内控缺陷。

A 医院优化内部控制体系的必要性

A 医院近年来发展迅速,医疗收入有所增加,但由于固定成本较高,医疗成本的增幅也较大;职工人数、设备资源等大幅增加,但这些扩增未经过合理评估和有效管理,没有达到规模效应。

通过对 A 医院的实际情况进行分析可以发现,内部控制管理在 A 医院全面发展中的紧迫性和必要性。

表 3-2　2014—2018 年 A 医院工作效率情况表

工作效率指标 年份	门诊人次	出院人次	职工人数	每职工平均门诊人次	每职工平均出院人次
2014	2 712 850	58 238	2 683	1 012	22
2015	2 743 574	60 640	2 774	966	22
2016	2 641 561	61 055	2 815	939	22
2017	2 686 968	67 581	2 947	912	23
2018	2 766 907	75 130	3 021	916	25

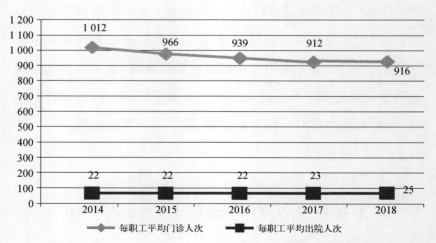

图 3-1　2014—2018 年 A 医院工作效率情况图

由表 3-2、图 3-1 可知,2014—2018 年,A 医院门诊人次增加了 54 057 人,增幅达到 2%;出院人次增加了 16 892 人,增幅达到 29%;医院职工增加了 338 人,增幅达到 12.6%;每职工平均门诊人次减少了 96 人,降幅 9.49%,波动不大;每职工平均出院人次增加了 3 人,增幅为 13.63%。从理论上讲,出院人次增幅达到 29%,医护人员增加了 12.6%,每职工平均出院人次正常增幅应达到 25.73%(0.29/1.126=0.257 3),但实际增幅只有 13.63%,从数据分析可以发现 A 医院的人力资源利用不够充分,人均门诊人次、人均出院人次没有明显的增长幅度,与人力资本的投入没有倍增关系。

由表 3-3、图 3-2 可以看出,2014—2018 年,A 医院职工人数增加了 338 人,增幅达到 12.6%。在不考虑财政补助收入和其他收入的情况下,2014—2018 年医疗经营净收入连年为负数。每职工年均为 A 医院创造的医疗收入增长了 14 万元,增幅为 19.44%,而年均人员经费却增长了 10 万元,增幅高达45.45%。另外,人员经费总额在总支出中的比重由 29% 上升到了 35%,增长了 6 个百分点,这就意味着每个职工年均为 A 医院创造的价值增幅远低于 A 医院承担的年人均支出的增幅,换言之,相对于 A 医院支付的人员薪酬,职工未能为 A 医院创造相应的医疗收入回报。

综上所述,一方面,A 医院的规模在不断扩大,投入的经费也在逐年增加,医院所面临的风险越来越高,管理难度也越来越大;另一方面,新医改已经剑指"趋利性"回归到"公益性",从"不差钱"时代逐渐进入"差钱"时代,加之政府财政补助收入逐

表 3 - 3　2014—2018 年 A 医院经济运行情况表

经济运营指标 年份	药品收入 (万元)	门诊收入 (万元)	住院收入 (万元)	医院收入总额 (万元)	总支出 (万元)	医院经营净收入 (万元)	职工人数 (人)	人员经费 (万元)	年均人员经费 (万元)	人员经费支出占总支出的比率	每职工年均业务收入(万元)
2014	82 169	39 412	70 839	192 420	200 422	(8 002)	2 683	58 626	22	29%	72
2015	81 889	42 607	78 627	203 123	215 083	(11 960)	2 774	68 904	25	32%	73
2016	90 632	44 176	84 943	219 751	235 561	(15 810)	2 815	78 630	28	33%	78
2017	91 206	54 900	103 403	249 509	278 599	(29 090)	2 947	87 895	30	32%	85
2018	80 446	59 500	119 024	258 970	274 884	(15 914)	3 021	95 799	32	35%	86

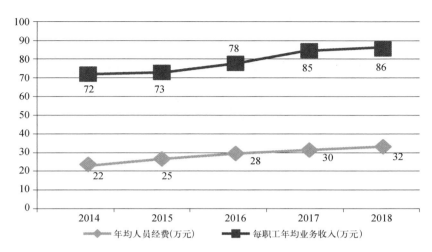

图 3 - 2　2014—2018 年 A 医院经济运营情况图

年减少,A 医院增收面临着前所未有的压力。另外,A 医院近年来发生的经济案件和舞弊行为大多数都是内部控制失效引发的。因此,A 医院迫切需要建立更为完善的内部控制体系来规范经济行为,提高医院的管理水平。

A 医院内部控制缺陷及成因分析

缺乏良好的内部环境

　　良好的内部控制环境是医院建立和实施内部控制的基础。一般包括组织架构、医院文化、人力资源政策等。医院如果缺乏良好的内部环境,内部控制就会形同虚设。A 医院的内控体系存在如下方面的不足。

　　1. 从医院的组织架构来看,现阶段 A 医院的产权归国家所有,法人治理结构不完善。医院长期延续传统的经验式管理,党委书记、院长、副院长、纪委书记基本上来自医疗骨干,缺乏系统的管理学知识,习惯于行政指挥,对内部控制的重要性认识不足;A 医院至今未在院领导岗位中设立总会计师,只聘任了财务部主任负责医院的财务管理工作,其专业性和权威性明显不足。而早在 2017 年 10 月 31 日,国家卫生计生委、财政部、国家中医药管理局就联合印发了《关于加快推进三级公立医院建立总会计师制度的意见》（以下简称《意见》），《意见》明确指出，到 2018 年底，所有三级公立医院应全面落实总会计师制度。总会计师是医院领导成员，协助院长管理医院经济和运营工作，职责主要包括组织领导医院经济管理和会计核算工作，参与医院重大财务、经济事项的决策，并对执行情况进行监督；A 医院尚未成立类似于企业的对董事会直接负责的审计委员会或设立总审计师，而在国外的医疗机构、中国的上市公司和一些运营良好的公立医院均有着多年引入审计委员会制度或设立总审计师后成功治理的经验。

2. 从医院的文化建设来看，A 医院制定了长期战略目标，但主要偏重于科研和医疗新技术的引入，而淡化了核心价值观的宣导，一定程度上造成了医务人员逐利的倾向；员工普遍甘于现状，缺少危机意识；院领导和科室主任对内部控制的认识还停留在比较初级的阶段，认为内部控制就是内部监督，内控部门就是在靠制定标准、文件或制度"刷存在感"，内控制度中"不相容岗位相分离以防止舞弊风险"的制衡原则，是对"人性"的不信任，是使自身权力受限、行政效率低下的主要原因。这种狭隘片面的观念给 A 医院开展内部控制体系建设带来了一定的阻力。

3. 从医院的人力资源政策来看，A 医院的绩效考核体系难以充分调动员工的积极性；人员岗位设置不够合理，存在人员冗余或不足的现象；不注重员工的职业规划和业务培训，员工没有强烈的职业责任感和使命感，缺乏主动执行内部控制的意识。根据审计部门提供的数据统计，2014—2018 年这五年间，A 医院中层干部的辞职人数接近 30 名，个别科室在一年之内竟然有多名中层干部相继辞职。一些重点部门,如医务部、护理部、财务部、急诊外科、心内科、医学影像科的科主任,因自身价值得不到体现或感觉工作压力无法承受等原因,纷纷跳槽;基层员工则对 A 医院的薪酬分配制度心生不满,一些临床医技科室,如肾内科、重症监护室因工作强度大、风险高、薪酬低,员工的辞职率超过了 50%。关键岗位的管理人员和业务骨干的流失削弱了 A 医院的整体实力。

未进行系统的风险评估

医院时刻发生的各种经济活动,不但面临着外部的市场风险、医保风险和医改政策风险,还面临着财务风险、经营风险、诊疗风险、法律风险。由于 A 医院事业单位的管理体制,其对风险的识别、分析和应对远远比不上企业来得灵敏。例如,医院在进行基础设施建设、大型医疗设备购置时,缺少可行性分析,对投资收益过分乐观,结果造成财务困难;有些科室因学科建设未如期开展,造成设备闲置和使用效率低下;医院的智能自助机服务刚推出不久,系统功能设计还不够完善,收费结算存在着漏收费用、患者欠费现象;应收账款、预付账款清理不够及时,造成大量呆账和坏账。

A 医院目前还没有建立一套自上而下、自下而上相结合的风险识别和防控体系:未设置专职的风险管理师或风险控制部门对风险进行监控,也缺少专门的风险管理沟通渠道,这也是风险管理难以有效开展的重要原因；A 医院未将风险管理流程嵌入医院的经营业务流程中，不利于员工处理日常业务时对风险的关注，也不利于风险管理与经营的紧密结合；作为对内控制度有效性监督的内审部门目前偏重于财务审计、舞弊审计，而对风险管理审计尚处在探索阶段。

控制活动不健全

控制活动是医院内部控制的主要内容，贯穿于医院经济活动的各个环节，落实到业务流程、管理制度、岗位职责中，并针对高风险领域设置相应的控制程序。A 医院虽然制定了内部控制制度，但这些制度内容较为宽泛，流程表述不详尽，只是大而全地按照规定要求建立预算管理、货币资金管理、收入控制、支出控制、工程项目控制等制度，没有从整体上意识到公立医院内部控制应当是"以预算为主线，资金管控为核心"，内控制衡机制不完善，可操作性比较差，控制效果有限。在业务执行中，A 医院仅把内部控制当作管理层对基层员工的管理手段，缺乏激励机制，上级与下级之间实行差别化对待，强调执行的灵活性，缺乏执行的严肃性，制度疏于执行，导致控制活动无效或者失效。从近年来 A 医院暴露的问题来看，主要集中在三个方面：

1. 费用支出失控。医院预算管理和成本管理功能的严重弱化导致财务部只能编制医院层面的总预算，无法细化落实到具体科室和具体项目。由于缺乏前一年度的成本数据，医院无法编制刚性的科室预算,科室费用支出缺乏预测性和范围限制,无法发挥预算控制作用,科室存在浪费现象,甚至发生腐败行为。

2. 资产管理不善。该顽疾已困扰医院多年未能解决,而国资办作为主办科室,因成立时间晚,基础薄弱,至今未能对资产进行常态化的管理。加之近年来 A 医院高速发展,新院区的不断增加,科室合并拆分、资产搬迁,物资丢失、损毁的现象频频。国资办曾在 2017 年下半年聘请了资产清点公司对全院资产进行了盘点,发现账实相符率仅为 70% 左右。

3. 会计信息失真。例如,A 医院对实物资产未能形成有效的闭环管理,造成了医院资产长期账账不符,账实不符,会计信息失真。

信息沟通环节不顺畅

信息与沟通是建立与实施内部控制的重要条件。缺少快速顺畅的信息传递机制,医院内控就难以有效实施,缺陷也得不到反映和提示,风险也无法及时防范和管控。近年来,A 医院内部信息传递不畅已成为制约医院发展的瓶颈。追根溯源,原因有三点:

1. A 医院虽然全面运用了 HIS 系统,进行了风险防控平台建设,但系统设计上的缺陷和非扁平化的管理模式使得基层员工的意见难以及时传递给医院的管理层。

2. 各院区间使用不同的信息系统。A医院于2012年11月合并了南院。由于南院以前使用的信息系统与A医院的不同，两院区的信息系统在项目命名、科室字典、级别更新等方面存在着较大差异。A医院经过了三年多的信息化改造，直到2016年7月才基本上实现了南北两个院区之间的互联互通，但时至今日，统计口径不一致带来了一系列的"后遗症"，数据精度不高，医院难以精细化管理。

3. 各科室间的软件系统无法兼容。A医院各部门之间，如人力资源部、财务部、绩效办、国资办、采购办、药学部、科研教学部，由于上级指定或科室自身的需求使用着不同的软件系统，彼此无法兼容，需要进行后台的二次开发或进行程序对接，工作效率和效果大打折扣。

监督检查力度不够

内部监督检查是由医院内部监察审计机构对内部控制的执行情况进行检查和评价，目的是对内部控制上存在的缺陷提出改进建议，保证各项控制措施有效实施。从A医院的内部审计实务来看，2013年5月监察审计室引入一名高级会计师，在对中层干部经济责任、财务收支、资产清查、经济合同、基建工程等关键业务的审计过程中发挥了较强的专业能力，几年下来发现了A医院经济管理方面一些重大漏洞，为医院挽回了大额的经济损失。监察审计工作屡有创新且成效显著，赢得了医院管理层和上级纪委的充分肯定,获得较高的领导支持度。但也应当客观看到,随着时间的推移,新技术的不断出现,内部审计需要实现新的突破,主要体现在五点:

1. 审计人员的配置严重不足。2013 年 12 月医院员工人数为 2 100 余名,到 2018 年 12 月员工已突破 3 000 名,五年增长了近 40%。随着医院的快速发展,新建院区和托管医院数量的不断增加,审计任务倍增,而 A 医院的人员配置标准仍维持在医院审计制度规定的最低限额上,未增加一名审计人员。工作量激增,而激励机制未能跟上,影响了审计人员的工作积极性。

2. 当前的审计业务仍以事后审计为主,很少作事前预防和事中控制,审计人员虽然定期对发现的问题进行复查和整改追踪,但限于人力不足,整改效果打了折扣。

3. 医院从成本效益原则出发,对招投标、基建工程、外包服务、经济合同等高风险领域的审计未聘请专职的工程、法律、计算机方面的专业人才加入审计队伍,缺乏前瞻性考量。

4. 智慧医院建设和大数据时代的来临使 A 医院的经济业务变得更为复杂,风险审计和智能化监控已经成为必然的发展趋势,而医院管理层未能高度重视。

5. 内部审计的后续教育制度不健全。受 A 医院内部环境的限制,监察审计部门仍然被视作边缘部门,缺乏上级审计部门的业务指导,也很少能得到高水平审计培训的机会。

小 结

经过对 A 医院内部控制现状和缺陷成因的阐述，可以看出 A 医院内部控制方面的问题较多，整体的内部控制环境较差、控制活动执行力度不够、监督和自我评价基础薄弱，抵御风险的能力不强。即便在某些控制活动中关注了对风险的控制，经常忽视风险的高度变化性；没有开展长期有效的风险识别工作，对风险的敏感度不高；在风险应对方面存在着严重的滞后性，在不利事件发生后才制定风险应对策略，采用事后总结经验教训的做法使风险管理起不到预警和防范的作用。因此，有必要优化目前的内部控制体系。

第 四 章

A 医院内部控制体系优化设计与实践

A医院内部控制体系
优化设计总体思路

由第三章阐述可知,A医院的内部控制体系不够完善,在内部控制的单位层面表现为组织架构设置不合理,管理层认识不足,内部控制环境不佳,内部信息交流不畅,医院文化建设薄弱;在内部控制的业务层面表现为预算控制和成本管理粗放,收支管理和资产管理把关不严,建设项目和合同管理长期失控等。因此,本章将在内部控制五要素的基础上,根据A医院内部控制的目标引入全面风险管理理念,从内部控制的三个层次对A医院的内部控制体系进行优化(见图4-1)。

公立医院内部控制基本程序及内控体系

根据《单位内控规范》,A医院内部控制建设的基本程序可以概括为:设定内部控制目标、进行单位层面和业务层面的风

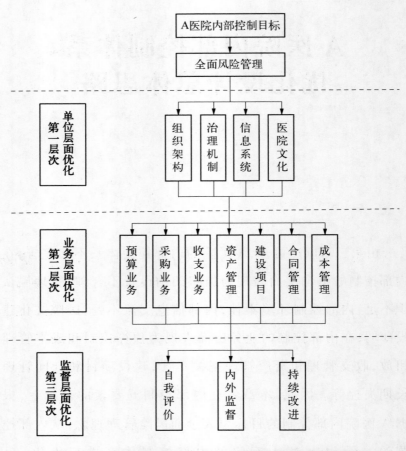

图 4－1　A 医院内部控制体系优化设计总体思路

险评估、开展单位层面的内控控制建设、开展业务层面的内控建
设、建立内部控制评价监督机制。通过以上五项基本程序的实
施,最终建立一个包括控制目标、风险评估、单位层面内部控制、
业务层面内部控制和评价监督等五个方面的内部控制体系(见
图 4－2)。

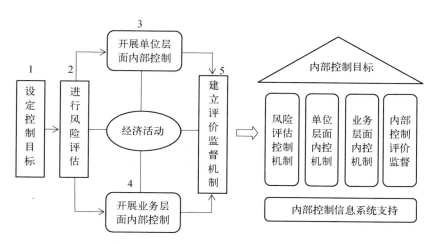

图4-2　A医院内控建设基本程序及内控体系

公立医院内部控制体系框架

公立医院的内部控制体系建设应坚持以风险为导向,风险管理是内部控制体系建设工作开展的前提和基础,它为内部控制建设指明了方向和工作重点;而内部控制建设则是风险管理工作的落地。通过开展内部控制建设工作,各项关键风险才能够得到切实有效的控制。

在A医院的内部控制体系优化过程中,应当在内部控制理论框架下围绕明确A医院的内部控制五大目标(见图4-3),建立和完善相关工作的基础流程与标准。

1. 工作机制控制建设

为有效实行内部控制,公立医院应当设置符合医院实际情况的

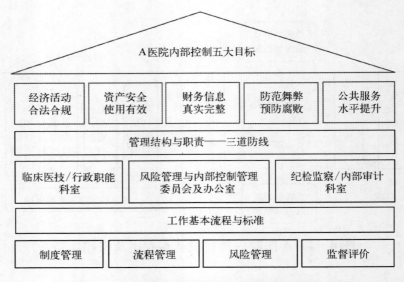

图4-3 A医院内部控制体系框架的逻辑结构

工作机制,实现权力制衡。A医院应设置以下五个方面的工作机制,即三权分离工作机制、风险评估工作机制、议事决策工作机制、议事决策问责工作机制及部门沟通协调工作机制(见图4-4)。

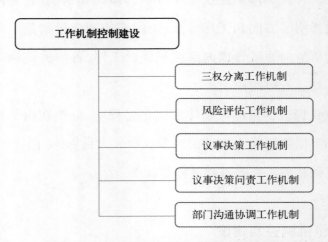

图4-4 A医院工作机制控制建设图

（1）三权分离的工作机制：公立医院的决策、执行、监督相互分离，使权力受到制衡和约束，保证权力在规定的范围内行使。

（2）风险评估机制：公立医院的领导应该定期对医院的经济活动进行风险评估，评估结果应当形成书面报告并及时提交医院领导班子，作为完善内部控制的依据。

（3）议事决策工作机制：公立医院应当制定议事决策机制，针对不同级别的决策事项明确审批权限，规定具体的决策原则。医院应通过建立健全集体研究、专家论证和技术咨询相结合的议事决策机制，形成"副职分管、正职监管、集体领导、民主决策"的权力运行机制，提高议事过程的科学性。

（4）议事决策问责工作机制：公立医院应当适当公布解释决策结果，对议事决策过程进行详细记录，按照"谁决策、谁负责"的原则，让决策效果与相关责任人的升迁降免和经济奖惩相挂钩，使决策得到严格落实与执行。

（5）部门沟通协调工作机制：公立医院应建立部门和岗位之间的沟通协调机制，明确各部门和岗位在内部控制中的作用，全员参与，从思想上重视、从行动积极配合内部控制职能部门对医院内部控制的建设工作。

2. 管理机构与职责

内控体系建设应当是由全院参与的持续性工作，各级管理层和职能科室应当明确其在医院内部控制体系建设和运行中的角色定位，并切实履行相应职责。

从风险防范和应对的目标出发，A 医院的风险管理应当包含三道防线,第一道防线是直接负责开展风险防控工作的部门,一般包括一线的业务科室及行政职能科室,业务科室为医院所有的临床医技科室,行政职能科室包括采购管理、运行保障科室、工程管理、科研管理、人事管理、财务管理等相关职能科室;第二道防线需要确保风险管理工作得到落实,应当有专门的风险与内部控制管理委员会(以下简称风控委员会)及其下属常设办事机构组成。风控委员会作为医院风险与内部控制管理相关工作的最高权力机构,全面领导和监督医院内部控制体系建设、持续运行工作。风控委员会一般应当选择能够全面掌握医院业务运行情况并能履行一定监督职能的科室;内部控制建设和完善工作的持续推动离不开独立监督和检查,这就是第三道防线的作用,包括纪检监察、内部审计部门等,完善其工作标准和流程,实现内部控制的闭环管理。三道防线各司其职,共同发挥风险防控作用(见图4-5)。

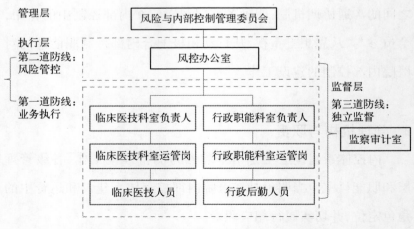

图4-5　A医院风险管理的三道防线

3．工作基础与标准

Ａ医院的内控体系建设应当以风险为导向、制度为保障、流程为载体、评价为手段，分别建立风险管理、制度管理、流程管理、监督评价四大方面的工作基础标准与流程。其中制度与流程相关的工作标准属于内部控制执行标准，指导医院内部控制正常运行；风险管理与监督评价相关的工作标准属于内部控制检查标准，指导医院如何对内部控制有效性开展持续动态的监控、检查和完善。

（1）风险管理。风险管理的相关工作标准通过建立统一的风险分类标准制定规范的重大风险识别、评价、应对等工作程序与措施，明确风险考核标准和责任追究机制，促使风险管理工作落地和控制措施有效执行。

（2）制度管理。制度管理的相关工作标准是依据内部控制合规要求和流程化管理思路建立与专业流程紧密融合，覆盖各业务类型、各管理层级分类制度标准体系，有助于弥补制度管理空白，消除不同制度体系差异。

（3）流程管理。流程管理的相关工作标准是按照"控什么、何时控、如何控"的原则构建医院全业务流程框架，明确各业务流程中的关键控制点、控制措施和控制要求，同时解决跨部门的流程控制问题。

（4）监督评价。监督评价的相关工作标准规定内部控制设计与执行有效性评价的测试程序、抽样规则及缺陷认定标准，促进医院内部控制改进和管理水平的提升。

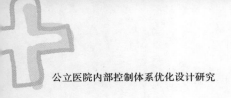

内部控制闭环管理模式

公立医院内部控制体系建设的最终目标是构成良性运转的内部控制生态循环,即以全面风险管理为导向,设计搭建控制活动并使其能够持续有效地运行,同时运行效果被持续监督和评价,从而及时发现运行现状与内部控制建设目标之间的偏差。基于这样一种理念,A医院在搭建组织机构、明确相应职责、制定和应用基础工作标准的过程中将逐渐形成包括计划、执行、评价、改进四大基础工作步骤在内的内部控制闭环管理模式(见图4-6)和长效运行机制。A医院可以通过单独的内部控制模式管理制度和办法规定内部闭环管理模式的标准和流程。

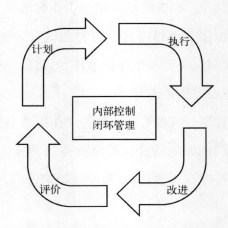

图4-6 内部控制闭环管理模式

1. 计划阶段

此阶段由风控委员会及其常设机构组织各临床和行政

职能科室完成医院内部控制体系的框架设计、全业务流程框架的搭建、内部控制流程的梳理记录、管理制度与流程的匹配等。本阶段建设和使用的风险管理、制度管理、流程管理和相关工作标准可以作为内部控制管理制度所属的实施细则。

2. 执行阶段

此阶段主要是各临床和行政职能科室遵照执行医院的各项规章制度及流程标准,是对计划建设成果的落地和检验。

3. 评价阶段

此阶段包括由风控委员会及其常设机构牵头组织临床和行政职能科室开展自我评价,以及由独立的监督检查科室开展独立评价,也可以将自我评价并入独立的监督评价工作,由监察审计室一并开展,通过评价发现内部控制设计及执行缺陷。内部控制评价的相关工作标准可以作为内部控制制度所属的实施细则之一。

4. 改进阶段

此阶段主要由风控委员会及其常设机构和独立的监察审计室共同参与,监督各临床和行政职能科室针对发现的内部控制设计及执行缺陷制定并落实改进计划,实现内部控制的闭环管理。

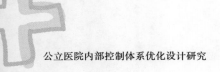

公立医院内部控制体系优化设计流程

在实际操作中,A医院的内控体系优化设计流程既包括单位层面控制机制建设的优化,也包括业务层面控制机制建设的优化。内部控制体系建设的优化流程可以概括为:内部控制现状评估、内部控制设计优化、内部控制运行维护三个阶段(见图4-7)。

阶段	内部控制现状评估		内部控制设计优化	内部控制运行维护
内控建设步骤	经济活动现状调研	资料收集 业务访谈 流程梳理	经济活动控制框架设计 经济活动控制机制优化	单位内部控制管理手册 单位内部控制管理办法
	经济活动风险评估	风险识别 风险分析 风险应对	管理制度优化 业务流程优化 控制措施优化 单位内部控制信息化	定期开展风险评估 定期开展内部评价 内部控制维护和优化
	经济活动控制评估	设计有效性评估 运行有效性评估		
成果	• 单位经济活动调研报告 • 经济活动风险评估报告 • 经济活动内控诊断建议		• 单位经济活动控制框架 • 单位经济活动制度、流程文件、风险控制矩阵	• 单位内部控制手册 • 单位内部控制管理办法

图4-7 A医院内部控制体系优化设计流程

A 医院内部控制体系
优化设计实践

A 医院的内部控制体系优化设计的实践分为两个阶段。

第一阶段：2013 年 10 月至 2016 年 3 月。前文中提到，为了贯彻财政部 2014 年 1 月 1 日《单位内控规范》的实施，A 医院于 2013 年 10 月引入了财务监理制度。经过两年半的实践证明，这是公立医院的一次成功尝试，使 A 医院的管理层逐渐认识到经济管理和内部控制的重要性，并具有了初步的风险防范意识。虽然取得了一定的成效，但客观上来讲，A 医院作为 2010 年晋升的三甲医院与老牌的三级特等医院和三级甲等医院相比，依然存在不小的差距。随着 X 市卫健委 2018 年 9 月对公立医院绩效考评和 2019 年 10 月三甲复评审日期的临近，依据最新考评标准的要求来提升 A 医院的治理水平的任务被提上了议事日程。

第二阶段：2016 年 8 月至 2017 年 6 月。A 医院为提高自身的风险管理能力并满足上级主管部门的要求，在咨询公司的协助下开展了新一轮内部控制体系建设工作。根据咨询团队的意

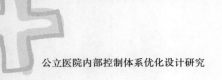

见,A 医院按照"以全面风险管理为导向"的建设思路,从风险管理入手搭建完整的风险管理与内部控制体系。

建立风险评估体系

2017 年 3 月,A 医院建立了风险管理组织框架。院领导成立了风控委员会作为风险管理的最高决策机构。风险与内部控制办公室(以下简称风控办公室)常设机构在财务部,全面负责风险管理工作。A 医院借鉴了兄弟医院的成功经验,在各临床医技和行政职能部门均设立了运管专员,负责根据风控办公室的安排开展相关工作,并定期就临床和行政职能部门发现的风险点发挥"啄木鸟"的作用,通过定期蹲点科室与科室主任和员工沟通,了解科室发展中的痛点和难点,并将问题及时反馈给风控办公室。

1. 风险识别

风控办公室根据医院业务从单位层面和业务层面分别识别影响公立医院控制目标实现的各种不确定因素,将风险分类和《单位内控规范》规定的五大控制目标相结合,形成风险识别矩阵,搭建包括 13 个领域的风险框架。该框架经全体运管专员讨论后确定,确保涵盖医院的全部业务。一级风险确定后,各部门运管专员在咨询顾问的协助下梳理本部门相关的二级风险。经过 3 个月的努力,A 医院搭建了包含 13 项一级风险、65 项二级风险的风险框架,形成了本院的风险数据库。

2.风险评估

风险评估工作本着全面梳理、重点分析的原则展开。风控办公室根据风险清单编制风险调查问卷,并在问卷中清晰列示风险评价的标准,从风险发生的可能性及影响程度等方面对风险进行评估,问卷调查在医院中层以上人员中展开,根据问卷调查结果为线索,风控办公室与咨询顾问一起与各科室的业务骨干、中层干部以及院领导进行访谈,了解相关业务的管理情况。经对 A 医院各类风险事件的各个风险项目和可能性与影响程度的综合评分,医院层面控制、人力资源管理、收入管理、采购业务、药库管理、资产管理、工程管理、财务管理、资金与费用管理被认为是 A 医院的高风险领域(见图 4-8)。

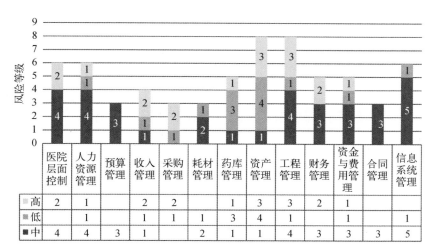

	医院层面控制	人力资源管理	预算管理	收入管理	采购管理	耗材管理	药库管理	资产管理	工程管理	财务管理	资金与费用管理	合同管理	信息系统管理
高	2	1		2	2		1	3	3	2	1		1
低		1		1	1	1	3	4	1		1		1
中	4	4	3	1		2	1	1	4	3	3	3	5

图 4-8 A 医院风险分布图

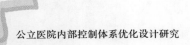

3. 风险应对

对高风险领域,风控办公室会组织相应科室的运管专员召开研讨会,制定相关风险应对策略。经过讨论,A 医院计划通过专项改进,对资金、资产、经费等的管理进行专项梳理提升,对于风险则由各业务部门制定相关流程的内部控制优化提升方案,强化风险管控效果。风险应对方案经风控委员会审议通过后由各业务部门执行。

4. 监督改进

在风险应对方案制定过程中,风控办公室要求各相关责任部门明确项目里程碑及评定标准。风控办公室每月跟进项目进度,监督工作完成情况,并编制项目进度报告向风控委员会汇报。对于项目中出现的如职责划分等重点问题,风控委员会讨论后给出改进意见,以便提高项目推进效率。

A 医院单位层面内部控制优化设计

单位层面内部控制建设的重点在于建立指导各层级人员执行内部控制责任以及进行决策的标准、流程、组织结构,从而为风险评估和控制活动的执行、信息与沟通机制的建立、监督活动的实施提供基础。在内控理论框架下,A 医院结合 2017 年 8 月发布的内控手册中列示的风险清单、组织内部的分工特点以及自身业务活动的实际情况,从内部环境、风险评估、控制活动、信息与沟通、内部监督五方面入手,对现阶段单位层面的潜在缺陷进行评价及优化。

A 医院内部环境建设包括组织机构架构、制度管理、人力资源管理、财务体系、内审体系、文化建设等方面。

1. 组织机构架构的优化改进

由第三章可知,现阶段 A 医院的组织架构比较全面地覆盖了医院的各项职能业务,将业务活动范围及内容相近的部门进行了大致分类,但 A 医院的决策层、执行层和监督层并未定义的非常清晰,这可能导致关键岗位设置职责的交叉重叠(见图 4‐9)。A 医院尚未设立总会计师,因此,在内控优化设计中明确指定总会计师作为分管经济工作的院领导,建立责任制;增设风控委员会作为风险和内部控制的管理部门;在条件成熟的

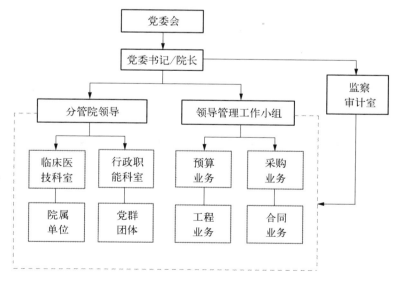

图 4‐9 A 医院原有的组织架构图

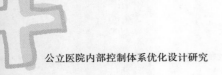

情况下,考虑设立审计委员会或总审计师对医院的管理层、执行层进行监督;监察审计室应突出其独立性,与医院的管理执行层严格区分,以防范执行层享有绝对权力。优化改进后的医院组织架构(见图4-10),标注加粗部分为优化改进之处。由此而来,决策层对执行层施加控制与领导,同时主要接受上级和外部机构的监督检查;执行层负责决策的落实和日常事务的完成,同时接受内部机构的监督检查。决策、执行、监督机制始终维持相互独立、相互制约、相互分离的运行状态,形成良性循环的内控氛围。

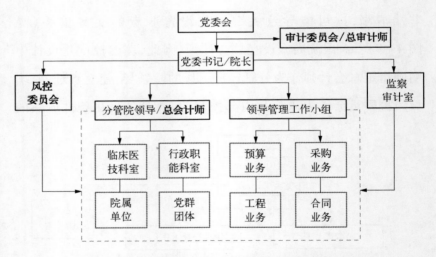

图4-10　A 医院优化改进后的组织架构图

2. 制度管理体系的优化改进

A 医院之前的制度管理体系不健全,风险等级高,主要体现为:

(1) A 医院目前尚未明确整体制度的管理办法。现行的各类制度的层级、部门管理职责、修订、发布以及废止流程、执行监控等可能存在制度体系不统一、关键事项在不同制度中要求不一致等风险。

（2）管理制度存在缺失或不完善。

（3）制度的宣导与培训力度不足。在新员工入职培训时，医院相关部门会简单提及医院管理制度，并将制度发布到内网以供员工在需要时查看，但缺少入职后系统化的培训。

A 医院在对制度文件进行改进完善时，缺少相应制度流程，可能导致制度建设无序，难以管理。同时，各级人员未能就医院制度接受充分培训，可能导致日常工作中容易出现违反制度规定的情况。因此，A 医院的管理层作了如下改进：

（1）明确了院办作为医院制度体系建设的扎口部门。

（2）制定了关于医院制度管理办法，明确各类制度的层级、修订、发布以及废止流程、执行监控等管理要求。

（3）梳理了现有管理制度体系，补充与修订存在缺失或不完善的制度。

（4）明确了制度宣导与培训的要求，包括负责培训的部门、频率、方式方法、效果评估等内容。

3. 人力资源管理的优化改进

A 医院的人力资源管理主要面临以下几方面的风险：人力资源聘用缺乏科学性和规范性；薪酬激励机制缺乏有效性和科学性；人力资源培训及职业规划不到位。2018 年初，A 医院响应医改新形势的要求,以问题为导向,结合医院实际情况开展了人事制度改革。2018 年 5 月,A 医院成立了以党委书记和院长为组长的绩效考核工作小组。

(1)明确思路,制定标准。A 医院在人事改革之初就确定了人力资源发展的战略思路,以此为指导,基于实际情况编制全员岗位管理、薪酬激励、多维度考核制度。在选人标准方面,医院不仅重视学历,更加重视其实际能力。在人才选拔上,实施公开竞聘制度,院领导推荐与个人自荐相结合,让选拔过程处于大众的监督之下。

(2)采用"四位一体"的管理策略。A 医院制定了大力培育、积极引进、合适使用及全面考核的管理策略,以完善人力资源管理制度。陆续出台了后备人才的选拔及管理暂行办法、医疗技术骨干选拔及培养办法、医护人员外出进修暂行办法、科研奖励条例等,加强高层次人才队伍和人才管理。通过收集培训需求,医院对各类人才积极引进并开展分门别类的全员、全面和全程考核,重视考核的连续性;通过制定年度目标责任书、日巡查和科室周会自查等方式开展阶段性考核。

(3)与绩效挂钩的岗位竞聘。A 医院打破了之前的身份管理,实行全员竞聘上岗,实施从身份管理到岗位管理的授权制度,最大限度地实现了人岗匹配,优化了岗位及流程设置。医院还采用了量化竞聘的方法,包括基本情况(20%)、工作实绩(40%)、科教业绩(20%)和考核成绩(20%)四个部分,全方位构建医院绩效考评体系,与薪酬分配、职务聘任、岗位竞聘紧密挂钩,全面覆盖临床、医技、护理、行政四个系列,全面覆盖重点病种、手术难度和病种难度三项指标。考核分配向临床一线及重要岗位倾斜,本着"总量可控、结构调整"的原则主导内部分配有序平稳地进行。实现了不同类别之间分配优先向临床倾斜;临床科室之间优先向手术系列倾斜;重点病种绩效优先刚性支持;同系列专科分配按考核结果体现差异;内部分配向特殊岗位倾斜的目标。

A 医院不断完善新型的绩效评价体系,发挥绩效杠杆作用,目前已由临床医技科室逐渐向行政后勤部门推开。通过增加高技术含量的医疗服务和优质的后勤服务,达到医院收益与科室绩效的共同提升,组织绩效与个人绩效的有机结合,逐步实现医院与员工之间同频共振的目标。

(4)全面培养人才。在专业技术领域,通过制定各种人才鼓励政策,优化人才结构。包括打造学习新知识的平台、师资培训、经费补贴、高峰论坛、外出交流考察、出国培训等方式,多方面培养医护人员,促进人才队伍的多维度、全方面发展。

4. 财务体系的优化改进

财务体系是指财务机构、会计人员和会计工作的有机结合,财务体系在公立医院的内部控制中居于核心地位,源于两个原因:一是从内控建设工作机制来看,一般公立医院均指定财务部门来牵头组织内控建设并负责日常管理;二是由于公立医院内部控制的客体范围界定为经济活动,"以预算为主线、以资金为核心",财务体系在内控建设中必然起到核心作用。

从 A 医院财务体系当前存在的问题来看,主要面临四个方面的风险：公立医院历来以医疗护理人员为主，财务部门属于辅助科室，地位不高，人手不足。2016—2018 年，A 医院正处于快速增长期，但财务部员工未相应增加，会计人员整体业务素质不高，会计基础工作薄弱。从此次内控风险清单所列示的问题来看，财务制度更新缓慢，预算管理和成本管理基础薄弱，会计核算错误、科目增删和制单权限未有效分离的现象时有发生。优化 A 医院的财务体系已势在必行，改进措施如下：

（1）建立健全财务部门，鼓励会计人员提高自身专业技术水平。据统计，国外大中型企业的财务人员中 90% 为管理会计，10% 为财务会计，而在中国这个比例刚好相反。随着人工智能和智慧医疗的建设，从事简单重复劳动的会计基础工作将在不久的将来被智能机器人所取代，而偏重于成本分析的管理会计和具有战略思维的高级会计人员将是财务人员未来努力的方向。

（2）理顺财务管理体制，适度集中管理，对关键岗位实行定期轮岗制度。

（3）定期修订完善原有的财务管理制度，并根据最新法律法规的规定，及时出台新的医院财务管理办法，使经办人员能有章可循、依法依规地开展工作。

（4）建立岗位责任制，确保不相容岗位相互分离、制约和监督。

（5）通过引入各大医院广泛使用的成本管理和预算管理系统，并高薪聘请优秀管理会计人才，能有效弥补 A 医院这一存在多年的内控短板，并为今后 HRP 信息系统在医院的全面推行奠定基础。

（6）医院如何从粗放式的经济管理转变为精细化管理，设立总会计师是必然的选择和最佳的模式。总会计师是推动"一把手"实施内部控制建设和风险管理的关键，有助于公立医院业务和财务的双向约束，科学专业地防范医院运营风险和财务风险。

5. 内审体系的优化改进

中国大部分公立医院在内部审计工作方面相当薄弱，已成为制约内控建设的重大因素。A 医院有其共性的一面，内审工作面临着如下几点制约和局限：

（1）开展的业务范围不够全面。目前开展的内审工作重心停留在财务收支、经济合同、干部经济责任、工程造价等内容的审计上，主要发挥事后监督的作用，存在着滞后性，已不能适应新形势的需要。

（2）审计人员知识面狭窄，审计工作质量不高。内审工作是一项专业性、技术性很强的工作，审计人员的精神状态、业务能力、思想水平、廉洁素质及创新精神都直接影响着审计工作的质量和成效。A 医院的内审人员来自原来的财务部，缺乏法律、工程、信息管理等方面的人才，不能完全胜任内部审计工作。

（3）审计发现问题后的整改不彻底。内审部门和人员本身的处置权有限，需要将问题汇报给医院相关领导知晓，但如果部分领导不重视，就会影响审计结果的效力。同样，被审计的业务或行政职能科室如果对被内审发现的问题不重视或不予整改的话，审计部门再努力也是无用的。

A 医院应采取如下措施对内审体系进行优化：

（1）转变审计工作方式，由传统审计逐渐向联网审计、大数据审计、风险增值型审计的方向发展。通过网络与被审计部门的信息系统进行互联，在系统测评和数据动态采集分析基础上，对被审计部门的财务收支及相关资料的真实性、合法性和效益性进行实时、远程监督，通过建立审计预警机制，实现关口前移，充分发挥审计"全覆盖"的功能。

（2）借助外部审计机构，提高审计服务质量。通过借助"外脑"有效弥补内审人手不够的不足，把有限的内审人员从审计的具体业务中解脱出来，使其更加专注于提出审计要求，主抓组织协调和审计结果的处理，从而提高审计的效率和效果。

6. 医院文化建设的优化

对 A 医院文化建设方面的风险评估显示，主要存在以下三点缺陷：

（1）A 医院未建立明确的职业道德标准和行为规范，其中，职业道德标准包括诚实守信原则、利益冲突原则、信息披露及保密原则、竞业禁止原则、保护医院资产原则，行为规范包括仪表着装、禁烟规定、应答电话、文件管理、信息管理等内容。

（2）医院缺乏定期的专题培训、专题讨论等形式对医院倡导的诚信与道德标准进行培训与宣导。

（3）危机管理流程有待完善。医院虽然根据自身情况制定了部分危机管理流程，包括药品安全预警及应急处置、特殊药品管理应急预案、医用液氧站应急预案等，但对于危机公关方面仍缺乏有效的应对机制,如媒体曝光应急预案、信息系统应急预案等。

缺乏对员工诚信和道德的管控将不利于医院的文化建设,同时可能导致员工的日常行为没有明确的指引;缺乏应有的危机管理应对机制,不利于医院在出现危机时的及时有效应对并防止事态扩大。

A 医院在 2017 年 12 月前作了如下方面的优化改进:

(1) 强化了惩防并举的监督机制。① A 医院针对全体员工,落实了一年两次的廉政教育讲座,实现了廉政教育的全覆盖。② 完善员工手册、签署廉洁承诺书等方式明确全体员工日常行为规范与职业道德标准相关内容。③ 新员工入职后,要求其在 OA 网上学习国家卫计委关于对医务人员"九不准"的文件精神(国卫办发〔2013〕49 号文),并在网上公布测评结果。④ 对 A 医院的"关键少数",如领导干部、重点部门的负责人、学科带头人、科主任,通过反腐倡廉教育、签订廉洁协议、诚勉谈话等方式强化其廉洁自律意识;对于涉及高风险领域的干部,如物资、医疗设备采购、基建工程、后勤保障等科室的干部,还通过集体至人民法院旁听医疗腐败案件宣判等方式,加强法律的震慑作用。⑤ A 医院全部上线使用了反统方软件,开展统方行为的监测,精准筛选出于商业目的的统方行为,找准药品和企业(所谓商业目的"统方"是指医院中医生或部门为医药营销人员提供医生或部门一定时期内临床用药量信息,供其发放药品回扣的行为),还开发了医药代表人脸识别系统,实行对医药代表在

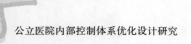

A 医院活动轨迹的全过程管理,加快建设异常用药监控系统。对于查实违规操作的医务人员,A 医院对其作出停诊三个月至半年的经济处罚,起到了很强的警示作用。⑥ 鼓励医护、行政管理人员主动上交红包,不仅在 A 医院的主要入口处设有清晰标识禁止收受红包,还定期在医院 OA 网上公示上交科室和人员信息,强化了基于信息化平台的医德档案动态管理和考评,考评结果与评先评优、职称晋升、科主任聘任及人才培养紧密挂钩。⑦ A 医院加强了反舞弊机制建设,设立了多途径的举报、沟通方式,开通了行风投诉举报专用电话和专用电子邮箱,并增加微信、微博等让群众易于举报的投诉渠道,依法查办违法违规行为。纪检监察部门对信访、监察、举报等过程中收集的信息进行查证核实,调查结果形成书面记录,提交院领导审批。

（2）完善了危机处理制度和流程。A 医院建立了应对危机的组织,并制定危机管理的流程、策略和计划,其中包括重大医疗事故、医患纠纷、自然灾害、消防及舆论等,同时针对已制定的应急机制定期进行相关科室、部门的协同演练,确保危机预案得以切实落地;根据监管要求和医院内部发展状况、危机总结等定期更新完善已有应急预案,确保相关方案更好地服务于医院经营管理的可持续性。

A 医院业务层面内部控制优化设计

A 医院的经济业务活动共有预算业务、收支业务、政府采购

业务、资产管理、建设项目、合同管理、成本管理七项。各项经济
业务活动的内部控制管理都非常重要,囿于篇幅,本书以预算业
务、耗材采购管理业务为例进行内控的优化设计。选择这两个业
务的原因在于:第一,预算涉及各项经济活动,在医院日常管理中
起到了承上启下的作用,控制好预算能够抓住经济活动的关键节
点;第二,A 医院腐败现象频频发生,而药品、医用耗材、医疗器械
类、外包服务类、工程类采购成为重灾区,为了预防腐败的发生,
保证医院资产的安全完整,选择医用耗材采购业务重点说明。

　　A 医院业务层面的内控优化改进方案主要采用解析表与流
程图相配合的方法,而各类内控业务的优化与施行的思路框架
见图 4－11 所示。

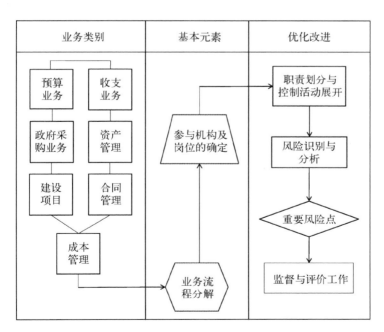

图 4－11　A 医院业务层面内部控制的优化设计与施行框架图

1. 预算业务内部控制的优化设计

（1）预算业务的含义

公立医院作为典型的事业单位,其资金中的一部分源于财政部门拨付的财政资金或上级主管部门的补助资金,而所有资金运用的基本形式体现就是预算。它要求对公立医院每一年度财务收支规模与构成形成计划、预估、测算,形成对医院一切财务收支活动展开规范、约束、监督的制度保障。

（2）主要参与机构

a. 业务科室——临床医技科室、行政职能科室、党群团体;b. 分管各自业务科室的副院长;c. 财务部——财务部主任及预算管理岗;d. 院长(主管财务);e. 党委会;f. 上级主管部门(卫健委和财政局)。

（3）预算业务面临的风险

根据风险清单显示,A 医院的预算业务在各个环节分别存在如下风险:

① 预算编制中的风险:a. 医院尚未建立全面预算管理机制,未明确预算编制工作的部门职责,缺乏统一的预算编制范围、原则及数据统计的口径;b. 医院的货物类、服务类项目能够按年编制预算,但工程类项目因医院缺乏统一项目规划、工程上马仓促、设计变更频繁等原因,运行保障部无法提供匡算数据,大多数项目以预算外项目申请,脱离了预算管理的约束,属于高风险领域。

② 预算审批中的风险:A 医院的部分科室在预算编制时考虑不周,编制不细,导致预算执行与预算编制存在较大出

入,调整频繁,甚至出现无预算、超预算现象,影响了预算的严肃性。

③ 预算执行中的风险：医院缺乏对预算执行情况的实质性管控措施。根据 A 医院财务制度的规定：各部门(科室)每季度应对预算执行情况进行总结,结合财务数据信息做好预算执行分析,并对下一步工作提出指导,形成预算执行情况报告,由财务部汇总。财务部作为预算编审部门,对院内各部门预算的执行情况有调查、分析、监控、记录的职责,但实际调研的结果显示,A 医院财务部未能有效管控预算执行情况。

通过对财务部提供的《2016 年度预算执行情况分析》分析发现：

a. 2016 年度实际收入高于预算收入；b. 实际基本支出比预算高 7.34%,其中,人员支出高于预算支出(临聘人员薪酬超标和购房补贴增加),公用支出略高于预算支出(卫生材料、鉴定费、水费、劳务费、广告宣传费和固定资产折旧费偏高)；c. 实际项目支出低于预算(北院新大楼建设周期较长等原因)。

④ 预算考核中的风险：A 医院尚未制定相关预算考核机制,对财政资金绩效评价刚刚起步,还不完善；对 A 医院经费使用的社会效益尚未作出评价。由于卫健委和财政局每年会对 A 医院的预算完成情况进行年度考核,如果预算执行率较低会进行扣分,但上级部门并无实质性的处罚。因此,医院开展预算考核和社会效益评价的内生动力不足。

(4) A 医院预算业务内部控制优化设计见表 4-1。

表4-1 A医院预算业务内部控制优化设计

流程分解		参与机构	控制活动及职能部署	重要风险点的监督与评价
预算编制	编制开展	c/d	组织召开预算编制工作会议,将预算控制分解传达至各部门。	预算岗位的财务人员是否有专业胜任能力,以确保全面学习上级主管部门的指示,分析估算院内各部门的合理预算水平。
		a	遵照预算编制的规范要求,收集相关资料数据,紧密联系自身情况、工作任务、发展目标、资源需求等诸多因素测算出预算申报数。	预计申报数的计算基础是否与日常运转、各类项目的现实状态及任务需求相匹配对应。
	编制初核	c	初步审核各部门提交的预审申报数加以汇总,测算出全院预算估计数,再经财务部主任进一步审查并确认。	编制时间是否及时、上报资料是否真实完整、数据基础是否准确、预计方法是否妥当、部门主任是否全面负责。
		b/d/e	逐级审批全院预算估计数及各部门预算申报数。	
		f	审核上报来的医院预算估计数并及时下达预算控制数。	
预算批复	平衡调整	c	预算岗对预算控制数精细分解,使之归集成为各执行部门的预算控制数;由财务部主任审核并上报。	预算指标的分解是否能够统筹兼顾,覆盖各部门及其人员,是否将具体业务或项目详细列支。
		b/d	审核各部门预算控制数。	
		a	在预算控制数的范围内调整确认,提交各自部门的预算指标。	预算指标的布置是否能够保障所有部门基本工作任务的完成,是否建立部门预算会议制度,将细化的预算指标进行公开完整的列示共享,保证部门拥有平等的申请、提议、协商、表决等权力,充分交流交换意见。
		c	对部门上下的指标汇总协调,编制医院预算方案。	
预算执行	提交申请	a	紧密联系本部的具体业务活动、项目计划、任务标准、资产及人员配置需求等客观实际,申请执行预算。	预算执行的额度、项目、授权等是否严格限定于预算批复的指标控制范围之内,是否存在不经预算或

流程分解		参与机构	控制活动及职能部署	重要风险点的监督与评价
预算执行	审批申请	b/c d/e	按照自身权限逐级审核批复执行申请是否科学合理，切实可行，并符合预算相应金额、范围、条件、规范等的约束限制。	超出预算的支出事项申请或审批。
	执行预算	a/c	在审批程序手续全部完备的情况下，报经财政部门及上级主管部门拨付预算资金，开展业务活动。	预算资金执行慢已经成为一个主要风险。
决算与效果评价	财务决算	c	根据财务数据与预算审批数据，编制年度决算及预算报告。	决算报告是否完整、真实、及时、准确地反映全院的经济工作与预算管理成果。
	考核评价	a	对本部门年度预算执行情况进行统计、汇总、报告。	决算和预算执行情况是否适时地在院内进行公开报告，并得到科学合理地分析、改进及利用。
		b	对各自分管部门的年度报告及编制规范、基础数据进行查核	就预算考核结果建立奖惩机制，例如针对成绩优异的科室，在下一年度的预算指标分配中给予更多的优先选择权；而针对成绩较差的科室，在下一年度各业务环节中要严格布控，筛选出相对次要或非必需的预算申请，扣减下一年度的预算，让渡于考核成绩较好的科室。
		c	审议评估部门工作指标完成程度并公开预算考核结果。	
		a	根据本年度财务决算及预算执行结果，初步确立下一年度预算编制基础。	

2. 采购业务内部控制的优化设计

A 医院的采购活动涉及药品、试剂、医用耗材、一般物资等。A 医院 2012 年 9 月起对大部分的物资采购采用了 SPD 供应链管理模式,因此此处以 SPD 供应链模式为例作采购业务内部控制的优化设计。

（1）A 医院 SPD 供应链模式情况简介

SPD 意为供应（Supply）、加工（Processing）和配送（Distribution）环路。SPD 第三方物资管理模式是指各类医疗物资的供应、库存、加工、配送等交由第三方流通企业集中管理。供应包括药品、耗材、试剂;加工主要包括物资的定数包管理及条码管理,以实现物资管理的精细化;配送则指库房至病房、手术室、化验室及药房等医院临床业务部门的配送。在 SPD 模式下,SPD 库房在信息系统支持下自动补货(见图 4–12)。

SPD 实现了医院医用物资的"零库存",同时采用了消耗点完成物权转移的方式,优化了医院现金流。但是,SPD 模式在中国只是刚刚起步,还缺乏成熟运用的经验,缺少法律、法规以及

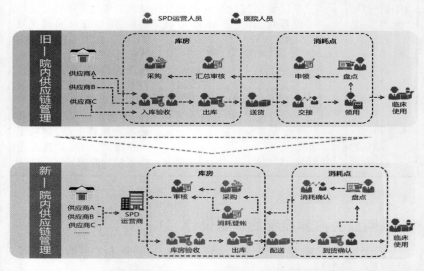

图 4–12 A 医院原供应链模式与 SPD 供应链管理模式对比图

相关政策的制约,在实际运用中存在着诸多的风险敞口。A 医院首先要对其中关键环节的风险进行辨识,如采购、仓储及配送、信息共享、对账、人力资源等环节,必须采取监管措施,包括建立一套完善的新型供应链管理制度、操作规范、岗位职责来保障这一模式在 A 医院的顺利运行。

中国新医改一直都在攻坚克难逐步推进中,药品、耗材零加成、药品采购"两票制"(是指药品从药厂卖到一级经销商开一次发票,经销商卖到医院再开一次发票,减少流通环节的层层盘剥,并且每个品种的一级经销商不得超过两个等),公立医院经济运行面临着巨大压力,倒逼医院开展精益管理,以减轻成本压力。经统计,2016—2018 年三年间,A 医院医用耗材(卫生材料费)开支由 43 910.82 万元上升至 64 523.97 万元,占医疗成本的比重也由 18.64%上升到了 24.56%,份额逐年增加(见图 4－13)。因此,本书以医用耗材采购管理为例,通过优化 SPD 采购管理流程,加强耗材监管,以达到控制采购成本,提高采购质量

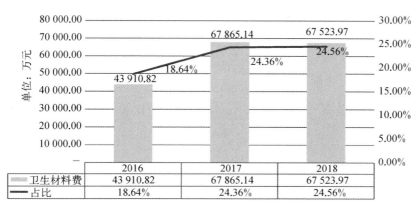

图 4－13 A 医院 2016—2018 年卫生材料费及医疗成本占比图

的目标。

（2）医用耗材业务概述

① 医用耗材的含义：医院向患者提供医疗服务过程中耗费或植入人体的各种耗材，按照价格标准可以分为普通耗材和高值耗材。普通耗材消耗频繁，价值相对较低；高值耗材除了价值较高外，对产品的安全性也有着严格要求。

② 耗材分级管理制度：医院对医用耗材实行分级管理，即设立一级库、二级库，实行动态管理。一级库主要是各种耗材的收、发、存管理，为采购的医用耗材办理验收、入库手续等，反映各临床耗材的总消耗。二级库的主要功能是对领用的医用耗材实际消耗情况进行管理，真实反映各临床科室用于医疗服务的耗材消耗量，避免耗材的人为流失、浪费等情况。

（3）SPD 模式下医用耗材采购业务所面临的风险

① 医用耗材准入风险：a. SPD 第三方未经 A 医院采购部门的最终授权私自更改医院确定的医疗物资目录，进入 A 医院的各类医用耗材并非医院目录内的产品；b. 医用耗材缺少齐全有效的产品生产许可证、注册证、营业执照、经营许可证、代理授权证明等证照资料。

② 配送服务和耗材质量风险：a. SPD 第三方未能按照物资基数上下限的要求及时进货补货，发生断货，影响临床科室的正常使用；b. 送达消耗点的产品有效期未到达预设的要求；c. 未按照规范的流程对各类物资进行出入库验收管理和操作，未做好签收及归档工作；d. SPD 第三方使用 A 医院员工工号，

代为扫码出库,严重违反 A 医院的禁令。

③ 账务处理风险：a. SPD 第三方未及时向上游耗材供应商支付货款；b. 未能按月对各消耗点进行定期盘点,做到账务相符；c. 未能对当月使用的各类耗材当月完成结算并开具票据。

④ 经济风险和法律风险：因 SPD 第三方自身原因所引起的耗材供应商和院方之间的债权债务风险和法律风险。

（4）SPD 模式下的医用耗材采购内控优化设计见表 4 – 2 所示。

A 医院内部控制自我评价

《单位内控规范》第六十三条规定：单位负责人应当指定专门部门或专人负责对单位内部控制的有效性进行评价并出具单位内部控制自我评价报告。按照规范要求,应当对 A 医院的内部控制进行自我评价。

1. 内部控制自我评价的实施主体

为了监督内部控制体系的有效性,促进内部控制体系不断完善,A 医院首先建立了《内部控制评价监督管理办法》,对内部控制评价监督的方法、职责分工、操作要求等内容进行了规定,并授权监察审计室作为 A 医院的内部控制评价与监督的部门。

表 4 - 2　A 医院 SPD 模式下的医用耗材采购内控优化设计

流程分解	风险描述	缺陷类型	风险等级	风险及影响	涉及部门	控制活动及职能部署
供应商评估	耗材供应商管理有待提升 1. 未定期开展耗材供应商评估工作,且耗材供应模式存在合规风险。A 医院自 2012 年引进 S 公司进行耗材采购与在库库房管理起,未开展过供应商评估或重新招投标工作。 2. 未明确供应商评估的具体管理要求 根据《2017 年度运营管理部工作制度》的规定,A 医院每年应对各类材料采购的合格供应商进行一次评审,优胜劣汰。但制度中未明确供应商评估的具体管理要求,包括评估标准、评估报告的编制与审阅、评估结果的跟进措施等。	设计缺陷	高	缺少对供应商的定期评估可能导致管理层无法及时获取到供应商供货表现情况,不利于后期管理工作的改善和提高。	运营管理部	1. 完善现有制度,明确供应商定期评估的具体管理要求,包括评估标准、评估报告的编制与审阅、评估结果的跟进措施等。对于长期合作的耗材供应商,明确定期重新开展供应商招投标选择的要求。 2. 严格执行已有供应商管理的制度,包括采购办、国资办、财务部等科室在内的科室等领导负责对供应商实行年度考评,采购办应定期将评估结果告知医院高层及供应商。

续 表

流程分解	风险描述	缺陷类型	风险等级	风险及影响	涉及部门	控制活动及职能部署
耗材领用与付款	耗材领用与付款管理有待提升。医院对耗材领用自定义流程较为繁琐，导致耗材成本不匹配，应付账款确认滞后。 1. 科室在当月领用，月底由S公司将发票与领用单传递给国资办，国资办审核发票、领用单无误后于次月将发票及领用单提交财务部入账。 2. 由于耗材领用自定义流程较为繁琐，导致耗材相关科室成本不匹配。一般情况下，耗材的收入在当月产生，而一般领用确认的耗材成本在次月确认，对应的应付账款确认也同样滞后至少一到两个月。	设计缺陷	高	耗材采购成本及应付账款确认不及时，可能导致少计成本及负债，影响成本报表准确性。	国资办 运营管理部 财务部	1. 短期目标：优化内部耗材自定义领用流程，加快科室对领用耗材领用的确认时间，确保耗材领用当月入账。 2. 长期目标：上线HRP系统，将A医院内部耗材领用的领用，收货领用信息和耗材领用从传递，每月财务部及时从HRP系统中提取当月数据进行应付暂估处理，避免账务跨期。
债权债务管理	应付账款缺乏定期对账机制。目前医院尚未明确关于应付账款对账的管理要求，且未定期开展应付账款对账工作。	设计缺陷	中	缺乏合理的应付账款对账机制可能导致应付账款差异无法及时被发现、解决，同时产生纠纷时无法有效保证医院的权益。	财务部 运营管理部 国资办	1. 明确应付账款对账的范围及对账要求。 2. 定期与供应商开展应付账款对账工作，对对账差异及时进行跟进处理，并形成专项报告提交医院管理层审阅。

续 表

流程分解	风险描述	缺陷类型	风险等级	风险及影响	涉及部门	控制活动及职能部署
供应商数据维护	系统中耗材主数据及耗材出入库信息由供应商直接维护，缺少院内人员复核。 1. 耗材主数据缺少院内人员复核。目前南院物资管理系统权限向各供应商开放，其耗材主数据包括耗材名称、规格、价格、物资属性、计量单位等信息由各供应商直接负责维护。在南院 HIS 系统中，医院未对耗材主数据准确性进行复核。 2. 耗材出入库数据缺少院内人员复核。供应商负责在南院 HIS 系统中维护各科室出入库记录，无院内人员复核。国资办仅负责对供应商提供的发票及对应的领用单信息准确性，无法保证出入库记录的准确性。	设计缺陷	中	由供应商直接维护耗材主数据及耗材出入库信息，缺少院内人员复核，可能造成数据差错、舞弊未能及时被发现。	各职能科室	1. 完善相关流程及制度，对供应商在耗材主数据出入库中维护的耗材及出入库信息由院内专人定期进行抽查、复核、确认，确保耗材数据的准确性。 2. 长期目标：根据医院自身开展情况及科字典维护情况，通过 HRP 系统运行南北院区医用耗材系统维护南北院区医用耗材主数据、领用、出入库等信息。

138

续　表

流程分解	风险描述	缺陷类型	风险等级	风险及影响	涉及部门	控制活动及职能部署
耗材二级库管理	耗材二级库（定数模式）的实际消耗情况缺少独立人员复核。临床医疗科室、各病区等科室会设置耗材二级库，实行定数补货模式，即维持定量普通耗材库存，护士长填写耗材领用单在二级库进行普通耗材领用，留下耗材标签；S公司定期巡检、对已消耗的耗材进行记录并发起普通耗材回库，从二级库收标签，对已消耗耗材的记录确认为耗材信息直接向医院开票。S公司根据开票，对医院内部人员的消耗信息的采购，未经复核及确认，无法保证耗材二级库耗材用情况的准确性。	设计缺陷	低	耗材二级库中的耗材实际消耗情况缺少医院内部人员的确认，可能导致无法发现耗材消耗记录的不准确。	各职能科室	建议管理层完善对耗材二级库的管理流程，包括但不限于： 1. 对二级库的消耗由医院科室人员进行定期复核。 2. 科室、采购及S公司定期对领用记录及系统数据进行账账核对，并核实差异。
耗材验收审核	缺少独立人员对耗材领用申请、实物验收及耗材实际耗用情况进行监控。根据科室需求，护士长负责所在科室的耗材采购即领用申请，签收及实际耗用，缺乏独立人员的监督，无法保证耗材消耗的准确性及完整性。	设计缺陷	中	缺乏耗材管理的监控，可能导致耗材管理中存在的问题或舞弊行为难以被及时发现，造成医院经济损失。	国资办 各职能科室	应将耗材验收工作分配至独立于填写领用单的护士长，确保耗材验收用申领及签收等相容岗位相分离。

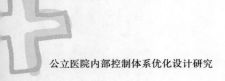
2. 内部控制自我评价的内容

A 医院内部控制建立和执行的有效性评价包括：（1）内部控制建立的合法性；（2）内部控制建立的全面性；（3）内部控制建立的重要性；（4）内部控制建立的适应性；（5）各个业务控制在监督检查期内是如何运行的；（6）各个业务控制是否得到了持续一致的执行；（7）相关内部控制机制、内部管理制度、岗位责任制、内部控制措施是否得到了有效执行；（8）执行业务控制的相关工作人员是否具备必要的权限、资格和能力。

3. 内部控制自我评价的流程

根据《单位内控规范》规定和 A 医院的实际情况，自我评价和监督流程包括制定内部评价与监督检查工作方案、实施现场测试、汇总评价结果、编制评价报告四步。

（1）内部评价与监督检查工作方案

监察审计室负责制定内部评价与监督检查工作方案并经 A 医院负责人批准。工作方案内容包括：① 检查的依据；② 检查的范围；③ 检查的内容；④ 检查的方式；⑤ 实施计划；⑥ 评价工作组人员构成。

（2）实施现场测试

现场测试的一般步骤为：对 A 医院已建立的内部控制制度的有效性进行测试，同时结合《关于 A 医院 2017 年度财务收支情况的管理咨询报告》中发现的问题对相关部门的改进情况进行复核。

① 测试范围

包括相关的关键业务流程及系统,不包含 A 医院的所有业务流程及系统。内部控制测试范围中业务流程的界定参考财政部发布的《单位内控规范》。

② 测试步骤

a. 计划阶段:进行一个初步的测试以了解内部控制的基本情况,获取一些相关的背景材料和文件。这些背景材料和文件包括组织结构、报告关系、相关人员的职责、联系人名单、有关政策及程序文件的副本。在这一阶段,和管理层就本次测试的各个方面的工作细节和时间表达成共识,并进行相应的管理安排。

b. 测试阶段:本次测试工作包括对各业务部门相关分管院长和工作人员进行访谈,同时对涉及内部控制的相关文件进行实地测试;对测试范围相关的内部控制程序及体系进行穿行测试;对测试范围相关的内部控制程序作出抽样测试;根据内部控制的设计缺陷和执行缺陷提出适当的改进建议。

以 A 医院 2018 年度内控测试计划为例。

第一阶段:自 2018 年 4 月 1 日开始,对相关管理制度按《单位内控规范》进行梳理和修改,建立《内部控制工作手册》(注:梳理工作借鉴三甲办公室对内控制度的完善成果);

第二阶段:自 2018 年 5 月 1 日开始,对固定资产循环进行内部控制测试等工作(注:根据 A 医院资产清查小组实际工作进程予以适应性调整);

第三阶段:自 2018 年 6 月 1 日开始,对预算业务进行内部

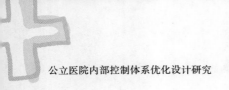

控制测试；

第四阶段：自 2018 年 8 月 1 日开始，对采购与付款业务循环进行内部控制测试（见表 4 - 3、表 4 - 4）；

第五阶段：自 2018 年 10 月 1 日开始，对医院成本管理与仓储循环进行内部控制测试；

第六阶段：自 2018 年 11 月 1 日开始，对销售与收款业务循环进行内部控制测试。

c. 编制工作底稿：在测试中应认真编制工作底稿。内控评价工作底稿可以分为单位层面和业务层面两类。工作底稿在现场测试结束后由评价工作组汇总，形成现场评价报告。评价工作底稿应进行交叉复核签字，并由监察审计室主任审核后签字确认。

d. 缺陷认定：评价人员在评价过程中发现内部控制缺陷，应填制内部控制缺陷认定表，并根据缺陷的影响程度初步认定缺陷的类别、等级，与被评价部门进行沟通，由被评价部门负责人签字确认后提交 A 医院的内控评价工作组。

（3）汇总评价结果（内容详见下文 5 和 6）。

（4）编制评价报告（内容详见下文 5 和 6）。

4. 内部控制自我评价的方法

（1）个别访谈法，即向 A 医院的相关工作人员询问，并对答复进行评价，以获取与内部控制建立和执行情况相关信息的方法。

（2）实地观察法，即检查人员察看相关工作人员正在从事的活动或实施的程序，适合于检查不留下书面记录的控制措施

表 4 – 3 　A 医院费用支出内部控制测试表

执行单位：　　A 医院　　　　　　　　　　　　　　　　　　　　　索 引 号：　　　　Z8　　　
审计项目：　内部控制制度流程测试　　　　　　　　　　　报表截止日：　2018 年 6 月 30 日
编 制 人：　　　XX　　　　　　　　　　　　　　　　　　　　　复 核 人：　　　XXX　　　
日　　期：　2018 年 8 月 10 日　　　　　　　　　　　　　日　　期：　2018 年 8 月 25 日

控制目标	控 制 活 动	是否为关键控制？	交易发生的频率	相关获取资料	测 试 程 序
费用支出申请					
费用支出在被批准后方可签发	1. 业务部门提出经费支出申请，填写《经费支出审批单》，根据业务性质不同，分别由分管领导和财务部门审核、审批。 2. 根据日常审批范围的不同，分别由分管院长、院长办公会、党委会审批。 3. 财务部稽核岗对业务部门提交的资金支付申请审核，审核通过后在上面签字或签章确认，传递给财务负责人审批；不通过则退回给经办人员。	是	按需发生	费用凭证 报销单 发票等支持性文件 外协合同付款申请单 合同	一、一般费用 1. 从财务部获取了费用的明细账，从中选择 25 个费用凭证样本。 2. 查看应该涉及合同支付金额的费用是否与合同约定一致。 3. 是否超授权。 二、科研费用 1. 从科研费用凭证中选择 25 个凭证样本。 2. 查看科研外协费用的支付是否有相关的合同。

续表

控制目标	控制活动	是否为关键控制?	交易发生的频率	相关获取资料	测试程序
费用支出应准确的入账	1. 费用报支业务的真实性与合规性审核由各费用归口管理部门进行,财务部门对发票、结算单据、合同等与报支直接相关的文件进行合规性入账审核。 2. 经审批完备的报销申请,财务人员按照规定给予报销,会计人员进行账务处理。	是	按需发生	费用凭证 报销单 发票等支持性文件 外协合同付款申请单 合同	1. 从财务部抽取了25个一般费用和25个科研费用的凭证及后附的《外协合同付款申请单》。 2. 从《外协合同付款申请单》追溯到对应合同文本和相关支付条款,查看两者的明细是否对应一致。
付款					
仅对接受的劳务付款	1. 出纳岗收取已履行各项审批手续的资金支付申请,按规定方式支付资金。开具收据由经办人员签字确认,将收据或银行回单交会计记账,同时登记现金或银行存款日记账。 2. 经办人员签字或签章确认已收到款项。	是	每天多笔	报支清单 会计凭证	1. 在报支清单中选取25个样本。 2. 查看所附的报销单和发票支单记录上的信息是否一致,相应的会计凭证入账是否正确。 3. 查看相应的付款记录是否与报支清单吻合。

续　表

控制目标	控制活动	是否为关键控制？	交易发生的频率	相关表取资料	测试程序
付款给正确的供应商	供应商信息由运营管理部与财务部在运营管理系统与财务系统中分别维护。在做报支时,报支人员在系统中选中正确的供应商代码后完成报支单后,流入账务系统自动审核两个系统中的供应商信息是否匹配。如不匹配则系统自动退回报支部门;如匹配则继续报支,财务部将核对照发票与合同再次审核供应商信息确保无误。	是	每天多笔	供应商信息 付款申请单 网上平台审核记录	1. 从运营管理部的供应商维护文档抽取25个样本。 2. 从这25个样本对应到财务部的25个样本。 3. 检查这25个样本是否信息状态一致。 1. 选取25笔一般费用报销,查看付款申请单是否经过财务主管复核。 2. 查看通过网上平台付款是否有审核的记录。
支出应在其发生的当期入账	1. 会计岗根据出纳转来的资金支付申请相关凭证,收据和银行对账单等记入单据登记账务。 2. 审核岗领取"银行对账单",核对银行存款面余额与银行对账单余额的差异,编制"银行存款余额调节表",督促会计岗与出纳岗定期对账,必要时对出纳管理的现金定期进行抽盘或查盘点。	是	每天多笔	财务凭证 报支清单 报销支持性文件	1. 从报支清单抽取25个报销样本。 2. 查看费用发生的时间相对于财务凭证生成的时间是否存在45天以上滞后现象。

表 4 - 4　A 医院采购与付款业务内部控制测试 - 付款测试

执行单位:	A 医院	索 引 号:	Z8 - 1
审计项目:	内部控制制度流程测试	报表截止日:	2018 年 6 月 30 日
编制人:	XX	复核人:	XXX
日期:	2018 年 8 月 10 日	日期:	2018 年 8 月 25 日

测试目标: 通过控制测试, 确定采购与付款循环中和费用支出有关内部控制活动是否有效执行。

样本序号	业务内容	审批单			发票				会计凭证				付款凭证				主要控制点执行情况的检查							
		日期	编号	索引号	日期	编号	金额	索引号	日期	编号	金额	索引号	银行支付方式	银行付款时间	银行单证号	索引号	标识1 是/否/不适用	标识2 是/否/不适用	标识3 是/否/不适用	标识4 是/否/不适用	标识5 是/否/不适用	标识6 是/否/不适用	标识7 是/否/不适用	… 是/否/不适用
1																								
2																								
3																								
4																								
5																								
6																								
7																								
8																								

续表

样本序号	业务内容	审批单			发票				会计凭证				付款凭证							主要控制点执行情况的检查							
		日期	编号	索引号	日期	编号	金额	索引号	日期	编号	金额	索引号	日期 编号 金额	银行支付方式	银行付款时间	银行单证号码	索引号			标识1	标识2	标识3	标识4	标识5	标识6	标识7	…
																				是/否/不适用	是/否/不适用	是/否/不适用	是/否/不适用	是/否/不适用	是/否/不适用	是/否/不适用	是/否/不适用
9																											
10																											
…																											
25																											

测试说明：

测试结论：

经测试，我们认为采购与付款循环中和费用支出有关的内部控制活动是【有效的/无效的】

标识说明：
标识1：不相容职务已分开设置并得到执行；
标识2：费用支出已按规定编制费用申请单；
标识3：费用开支申请经批准，超预算和预算外支出算符合规定；
标识4：费用支出取得合法有效的发票；

标识5：发票得到适当审批；
标识6：付款已填制资金支付审批单并经批准；
标识7：正确及时进行会计核算；
标识…：其他（结合实际情况描述）。

编制说明：
1. 样本业务类别是指医院的采购方式，包括直接对外采购、采取委托加工方式等。
2. 业务内容包括对业务的表述，例如会计凭证的摘要。
3. "测试说明"应记录测试中存在的问题。
4. "标识说明"和所测试证的原始证据应当根据医院实际情况进行调整。

执行的有效性。

（3）证据检查法，是指检查人员对医院内部或外部生成的以纸质、电子或介质形式存在的记录和文件进行审查。

（4）重新执行法，是指检查人员通过独立执行原本作为 A 医院内部控制组成部分的控制措施来判断内部控制建立和执行的有效性。

（5）穿行测试法，是指在内部控制流程中任意选取一笔具体业务事项作为样本，追踪该业务事项从最初起源直到最终在财务报告或内部管理报告中反映的过程，即该流程从起点到终点的全过程。

5. 内部控制自我评价结果分析

评价工作组在内部控制评价工作结束、收集相关资料数据后，需要对评价监督过程中获取的资料进行分析，便于得出 A 医院内部控制的有效性的结论。分析主要内容是对 A 医院控制缺陷的识别和认定。

内部控制缺陷一般分为设计缺陷和运行缺陷。前者是指缺少实现控制目标所必须的控制手段，或设计不当难以实现控制目标。后者是指未按设计完好的控制制度来运行，或缺乏胜任能力以有效地实施控制。

A 医院内部控制评价工作组对于自我评价过程中发现的问题应从定量和定性等方面进行分析，判断其是否构成内控缺陷，然后将缺陷按影响的严重程度分为重大缺陷、重要缺陷和一般缺陷。在认定影响的严重程度时，应当注意考虑 A 医院的特征、风险偏好、关键控制点等因素。

三种缺陷认定标准如下：

（1）重大缺陷：指一个或多个内部控制缺陷的组合，可能导致医院严重偏离控制目标。凡具有下列情形之一的内部控制可能存在重大缺陷：

① 缺乏民主决策程序或决策程序不科学；

② 内部控制环境失效；

③ 领导层成员发生舞弊；

④ 未能及时发现或有效应对重大风险，造成严重后果；

⑤ 关键岗位人员流失严重；

⑥ 在主要新闻媒体出现负面新闻；

⑦ 发生重大医疗事故；

⑧ 重要业务管理或操作人员明显不胜任；

⑨ 制度缺失、设计不合理或系统性失效，对医院运营活动产生重大影响。

（2）重要缺陷：指一个或多个内部控制缺陷的组合，其严重程度和经济后果低于重大缺陷，但仍有可能导致医院偏离控制目标。凡有下列情形之一的内部控制可能存在重要缺陷：

① 管理决策程序不完善；

② 未能及时发现或有效应对重大风险，尚未造成一定的后果；

③ 各类管理报告中存在重要错报；

④ 内部控制监督不力；

⑤ 部门自评价报告与实际不符或故意隐瞒信息；

⑥ 人员流失较多，对医院运营产生一定影响；

⑦ 在媒体出现负面新闻;

⑧ 业务管理和操作人员不胜任;

⑨ 制度缺失或设计不合理,对医院部分运营活动产生重要影响。

(3) 一般缺陷:由于控制设计不合理或执行不到位,造成负面影响和目标偏离,未构成重大缺陷或重要缺陷的通常认定为一般缺陷。

认定标准一经确定,在不同评价期间应保持一致,未经批准不得随意变更。

6. 内部控制自我评价报告

完成内控自我评价结果分析工作后,内控评价工作组人员应及时与被检查部门进行沟通确认,告知相关人员内部控制缺陷认定原因及整改措施,并且向院长和党委会提供书面的报告草案及报告终稿,其中包括在测试中的主要发现和改进建议。

(1) 内部控制自我评价报告的类别

① 对外报告:是为满足上级主管部门的要求每年进行一次内部控制评价,一般以 12 月 31 日为基准日。值得一提的是,因外部环境的变化、医院经济活动的调整、管理要求的提高、经济活动的重要性和经济活动的重大风险等引起内部控制体系发生重大变动时,应及时进行编制评价报告并及时上报上级部门。

② 对内报告:在 A 医院内部控制体系建设初期,每三个月进行一次监督评价,根据监督评价结果对内部控制体系进行改进与完善。在内部控制体系建立和执行情况逐步稳定后,每年

进行一次全面监督评价。

（2）内部控制自我评价报告的内容

① 内部监督检查和评价的依据，即《A 医院内控规范》和医院相关内部管理制度；

② 内部监督检查和评价的范围，即全面检查评价还是就某特定业务内部控制的检查评价；

③ 内部监督检查和评价的程序和方法，即内部监督工作流程以及现场测试采用的主要方法；

④ 以前期间检查中发现的内部控制缺陷及其整改情况；

⑤ 本次检查中发现的内部控制缺陷及改进意见或建议；

⑥ 内部控制建立和执行有效性的评价、结论及改进意见和建议。

A 医院 2018 年内部控制自评报告（节选）见表 4 - 5。

A 医院内部控制的外部监督

外部监督是指由医院外部相关组织或机构实施的监督检查活动。A 医院内部控制外部监督的实施主体为上级主管部门、政府财政部门、政府审计部门、纪检监察部门等。

1. 外部监督的必要性

（1）内部控制固有局限性

虽然内部控制能给 A 医院带来好处，但是仍然存在局限性。

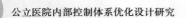

公立医院内部控制体系优化设计研究

表 4 - 5　A 医院 2018 年自评报告-业务层面自评-资产控制层面

内控制度名称	制度文号	下发日期	需完善的地方
财务物资管理制度	S - A0511 - 011	2017/10	定期盘点核实账务
固定资产管理责任追究制度	S - A0511 - 020	2017/10	

五、资产控制层面

主要做法

1. 建立资产分级审批制度。资产的申请,取得和处置在授权范围内,根据国有资产管理办公室(以下简称国资办)和其他相关管理科室审批,完备报批手续。
2. 落实资产管理制度。对固定资产的取得,记录,保管,使用等明确责任,按照"谁使用,谁负责"的原则,国资办和使用科室共同监管。
3. 完善设备登记制度。国资办按照固定资产类别,名称,规格型号,使用放地点,统一编号,编制固定资产适应目录,建立台账和档案。各使用科室保留相应明细资料,定期记录使用,保养,修理情况。
4. 建立固定资产使用定期盘点制度。了解固定资产使用情况,及时处理报废的固定资产,对盘盈,盘亏,盘损,报废的固定资产查明原因,报经批准后按规定处理。

工作成效

1. 保障资产安全。资产管理权限清晰,岗位职责明确,使用和处置资产,不断规范资产管理程序,多方齐抓共管形成监督合力,避免了资产流失。
2. 严格按照规定程序和权限配置,使用和处置资产,不断规范资产管理程序,强化资产风险控制,保证了医院各项业务活动的正常运行。
3. 节省医院采购成本。资产采购由运营管理部负责招标,以合理价格购入资产。

困难和问题

1. 资产管理体系不够健全,资产管理者划分不够清晰,使得资产使用异常情况时有发生。
2. 南北院区科室资产调频繁,部分资产未贴资产标签,至今未落实一年一度的资产定期盘点制度。
3. 由于医院资产数量庞大,无法实时对资产进行跟踪管理,使得资产管理信息滞后,无法及时处理报废资产,造成资产使用效率低下,影响医院业务活动的正常开展。

152

一方面,医院管理人员在决策过程中的判断可能会出现疏漏,有关应对风险和建立控制的决策需要考虑相关的成本和效益;另一方面,内部控制可能由于两个或两个以上人员的串谋而失效。此外,管理层不愿意制定和执行限制自身权力、约束自身行为的政策制度,有可能凌驾于内控制度之上。

（2）内部监督不够

实际工作中,大多数医院由内审部门或内部控制评价机构对本单位的内部控制的建立健全和有效性进行监督检查和评价,但内部审计或内部控制评价本身就是内部控制的一个组成部分,且内部审计或内部控制评价机构又受到医院领导班子领导,因而其内部监督很大程度上按照领导层的意图进行,独立性较差。同时,医院领导层以及内部审计部门或内部评价机构自身的内部控制有效性也缺乏外部监督,因此这样的内控监督是不完整的。因此,在内部监督不够的情况下有必要通过外部监督进行评价。没有外部监督的内部控制难以防止、发现和纠正领导层的差错与舞弊行为。

2. 外部监督的实施主体和关注要点

（1）上级主管部门

上级主管部门就是公立医院的行政管理者,也是医院与国家中央机关之间的桥梁。上级主管部门根据国家的相关法规制定适合本单位、本系统的内部控制规定,并且要求系统各下级贯彻落实。因此,需要对下级单位控制的有效性进行经常性监督和定期评价,保证国家有关部门和本部门制定的各项法规得到贯彻落实。

（2）政府财政部门

政府财政部门是公立医院内部控制规范的主要制定者和发布者，各级财政部门是医院内部控制的直接外部管理者和监督者。财政部门对医院内部控制有效性进行评价和监督的目的主要是确保由财政部颁布的财政、会计、预算、内部控制等各项政策和法规达到贯彻实施，履行对医院的经济管理职能。

（3）政府审计机关

政府审计机关是公立医院外部审计机制的主导部门，也是医院内部控制的直接外部监督者。审计机关针对医院的财政、财务收支及其经济效益进行审计的同时，也对其内部控制进行检查和评价，将审计报告与内部控制审核报告一起提交给相关部门。

（4）纪检监察部门

纪检监察部门是公立医院党风廉政建设和纪律监察方面的主导部门，对医院定期或不定期监督检查，确保医院遵守党的路线、方针、政策，有效防止违法违纪、贪污腐败、舞弊欺诈等案件的发生。

3. 外部监督和内部监督的相互协调

外部监督与内部监督在检查的主体、内容、目的及采取的方式方法上都会有所区别和交叉，两种形式在各自发挥作用的同时应该有机结合、协调一致，以便整个内部控制监督检查形成一个体系，最大限度地发挥对 A 医院内部控制建立和实施有效性的促进作用。

外部监督和内部监督应该在两个方面进行协调：外部监督以医院内部监督为基础，对其质量和效果进行验证；A医院在外部机构对本单位进行内部控制监督时，一方面应当配合其工作，另一方面也应当对其工作结果进行反馈，以制约外部监督部门的工作质量和效率。

A医院内部控制体系优化实施案例

1. 三公经费管理

三公经费是因公出国（境）经费、公务接待费、公务车购置及运行费的简称。

案例1：因公出国报销不合规。（1）出国参加国际会议、报销机票等未提供申请单或邀请函，无出国审批表。如2014年5月支付某国际旅行社会议费6万元，系四人赴日本会议考察，无出国审批表，未办理因公出国手续，持因私护照出国；（2）境外报销凭证未用中文注明开支内容、日期、数量、金额等，经办人也未签字；（3）境外报销单重复使用。

案例2：公务接待费超标，违反廉政八项规定。如2014年2月某科室召开学术论坛，招待与会者工作餐5 700多元，其中有鱼翅等高档菜肴，餐费人均1 000多元，违反了市文件规定的"工作餐不得超过150元/人，不得提供高档菜肴"的规定。

限于篇幅，本书仅对与案例1有关的因公出国（境）经费管

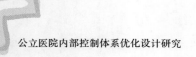

理内部控制优化作详细介绍。

（1）因公出国（境）经费项目内部控制优化改进

A 医院自 2013 年 3 月起由监察审计室牵头运用 PDCA 循环管理方法（也称戴明环，是由美国著名质量管理专家休哈特博士首先提出的，由戴明采纳、宣传，获得普及。主要包括四个阶段，即计划（Plan）、执行（Do）、检查（Check）和总结（Action）和八个步骤，对医院的因公出国申请、审批、办理、结束出访任务回国后总结进行了流程改进，实施因公出国全过程监管。

① 内控目标：a. 严格控制考察类出访团组，严格审批学术类出访任务，防止假借各种名义把因公出国当作公款旅游；b. 遵守外事纪律，防止持因私证照执行因公出国（境）任务的情况发生；c. 严肃财经纪律，加强支出管理，避免违规行为的发生。

② 风险识别：A 医院存在不经审批私自出国（境）、持因私证照执行因公任务等违反因公出国（境）管理规定和外事纪律的现象，不仅影响到医院对外交流工作的有效开展，浪费了政府资金，而且损害党风政风，存在腐败风险。

③ 风险分析：监察审计室经查询因公出国（境）数据，与医院外事办公室接洽，从工作制度、科室管理、审批方式、员工教育和回国管理五个方面对因公出国（境）管理方面存在的不足进行了分析，发现存在制度未及时更新、员工政策知晓率低、审批方式落后、行政效率低下等问题（见图 4－14）。

④ 风险应对：

a. 修订完善工作制度。2014 年 5 月督促外事办修订更新

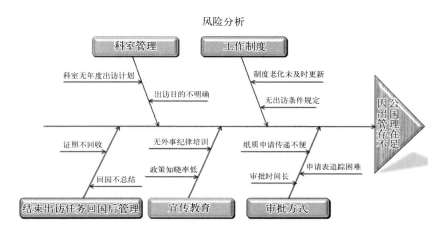

图4-14 A医院因公出国(境)业务内控风险分析鱼骨图

了A医院《职工出国(境)管理办法》。对因公出国(境)申请范围、出访条件、出访额度、审批流程、违规出访处罚、各环节责任科室进行了明确。

b. 要求科室根据学科发展,每年科学地制订出国(境)计划,避免派遣计划的随意性和盲目性。

c. 协同人力资源部和信息科,在人事管理系统中建立电子审批流程,逐步从原手工纸质版申请表审批过渡到网上审批。

d. 严格审批程序。所有出访项目均需根据医院"三重一大"流程提交院长办公会和党委会审议。对受邀参加各类国际会议的,必须了解邀请方的意图和背景,出国(境)的时间、任务、经费来源。对医院公派进修培训的,应明确培训目标,落实经费开支渠道。对于不符合出访基本条件的团组、计划外申请、超次出国(境)等出访申请设置了审批环节直接退回,不予报批。

e. 通过文件内网公开、院周会上解读的方式加强因公出国（境）政策宣传。员工出访前，外事办做好对出访人员因公出国（境）相关政策、法规的告知和教育，杜绝擅自变更出访时间、路线等情况的发生。

f. 加强因公出国（境）回国后管理。外事办在文件规定时间内收回回国人员的公务护照和出境证件。回国人员应按时递交书面报告，并根据院办安排在院周会或科室学习会上进行专题汇报分享境外研修成果。

g. 严肃财经纪律，对不合规经济业务不予报销。前文提到，A医院为加强内部控制体系建设，于2013年10月聘请了财务监理团队。财务监理运用法律赋予的独立签字权，对违规经济业务予以审核拒绝或退回整改，从源头上严格把关。与此同时，监察审计室积极配合，对财务监理查出的违规行为及时汇报院领导知晓，并通过内外部审计人员相互协调、双管齐下，对责任科室和个人限期整改、定期追踪检查等方式大大降低了医院和个人的违规风险。

⑤ 效果评估：

a. 通过教育宣传，员工对因公出国（境）管理新规定知晓率大为上升，不符合出访条件的申请在各审批环节即被及时退回。

b. 科室根据学科建设需求于年初制订当年出访计划，根据计划有序安排出国培训或学术交流。

c. 在人力资源管理系统建立因公出国（境）电子审批流程试运行，根据试运行结果进行流程调整并正式终止线下纸质版申请表,转而全线运行电子审批。网上审批节省了办公成本,具有关键字搜索随时查询、快速追踪审批进展和历史数据的优势。

d. 出访人员回国后五个工作日内上交因公证照,逾期由医院外事办催交。出访人员通过院周会和科室业务学习交流学习成果,取得较好效果。

e. 无公务外事批件持因私护照因公出访比例有所下降。

f. 违规报销的情形得到了有效控制。

⑥ 持续优化:针对工作方法、审批流程的改进,A医院员工对因公出国(境)相关政策的了解程度明显上升,行政效率和文书质量也有所提高。针对后续出现的学术交流出访条件设置较低,经费监管力度不够等问题,监察审计室再次牵头修订了《A医院职工出国(境)管理办法》。制订发布了《关于进一步加强A医院职工公派留学(培训)管理工作的通知》《关于进一步加强出国(境)参加国际会议申请管理的通知》《关于重申外事纪律加强公费出国(境)管理的通知》。通过不断循环改进,无因公批件持因私护照出访的比例逐年下降。由表4-6可知,截至2016年,违规因公出国的比例已降为零。

其他两类三公经费的内控优化方案与因公出国出(境)经费类似,此处不再赘述。

(2)三公经费内部控制优化成效

A医院通过政策宣导,严肃财经纪律,多方监管合力,三公经费逐年下降,由2016年的177.59万元降至2018年的90.31万元,降幅接近50%。

表 4–6 2013—2016 年无公务外事批件出访批次对比

年份	因公出访总批次	持因公批件批次	无因公批件批次	无因公批件比例
2013	17	14	3	17.6%
2014	47	39	8	17%
2015	35	34	1	0.02%
2016	43	43	0	0

A 医院近年来通过搭建医学转化平台"筑巢引凤"等途径，科研实力迅速提升，各类科研及学术交流活动频繁。由图 4–15 可知，因公出国(境)经费保持在合理可控的范围之内，而公务接待费和公务车购置及运行费则被"猛踩刹车"，尤其是公务接待费的降幅最为明显，2018 年实际仅发生 0.06 万元，比 2017 年下降了 99.6%，与 2014 年的 66.69 万元相比更是降至极低。由此可见，通过风险预警、内部控制、审计监督三位一体的闭环管

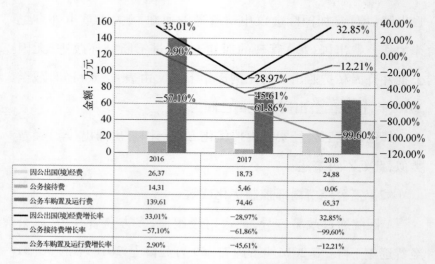

图 4–15 A 医院 2016—2018 年三公经费内部控制优化成效图

理模式,"八项规定、六项禁令"已深入人心。

2. 工程项目管理

案例 3:2015 年 11 月,上级督查组对三甲医院进行全面巡检,发现 A 医院的工程项目管理条线主要存在以下问题:(1)工程合同缺少归口管理;(2)采用拆分方式规避公开招标;(3)大型工程结算中审定金额超过预算价格的 10% 且无补充合同。

A 医院院自 2015 年 12 月起由监察审计室牵头运用 PDCA 循环管理对医院的工程项目管理进行了流程改进,实施工程项目的全过程监管。本案例主要通过 PDCA 循环管理和图表结合的方式介绍工程项目管理的内控优化过程。

(1)工程项目管理内部控制优化改进

① 计划阶段(P)

内控目标:a. 加强对工程招投标、合同签订、合同履行,尤其是关键岗位和高风险领域的全程监管;b. 加强合同的归口管理;c. 工程结算价控制在预算价格的 10% 的范围之内。

风险分析:通过对 A 医院工程项目管理的现状调查,发现内控缺陷成因如下:a. 缺少规范的工程合同模板;b. 业务科室人员责任心不强,未加强对送审资料的审核;c. 医院管理层对工程合同的重要性缺乏了解;d. 工程项目缺少可行性调研及计划,项目基本未纳入医院年度财务预算;e. 经办科室通过化整为零的方式拆分合同,以期逃避"三重一大"会签流程或政府采购方式；f. 预审阶段人为压低价格，施工阶段临时变更项目较多，致使结算价格飙升，内控失效（见图4-16）。

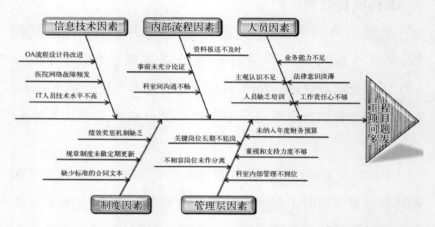

图4-16 A医院工程项目管理内控风险分析鱼骨图

② 执行阶段（D）

风险识别和风险应对见表4-7。

表4-7 工程项目的风险识别和风险应对

序号	风险识别	风 险 应 对	整改部门	整改日期
1	工程合同条款不规范	① 推广规范标准的合同版本；② 通过OA系统召开合同管理科室沟通会，对有问题的30份合同及时进行口头和书面反馈审计意见，督促其限期整改。	运行保障部	审计反馈意见之后的五个工作日内整改
2	送审资料不完整	及时通知业务科室补充完整，根据内部审计工作的规定，要求其在五个工作日内报送。	运行保障部	审计反馈意见之后的五个工作日内整改

续 表

序号	风险识别	风 险 应 对	整改部门	整改日期
3	缺少合同归口管理	根据财务监理的意见,由院办负责全院合同的统一管理。	院长办公室	2016年1月1日以前
4	招标采购过程不规范	① 对于逃避"三重一大"的合同,一律审批退回,补齐会签流程;② 对逃避政采的合同,通过向分管院长汇报、召开专题沟通会等方式,督促其限期整改。	运行保障部	审计反馈意见之后的五个工作日内整改
5	结算金额严重超标	① 要求业务部门认真编制年度工程项目预算;② 加强对工程预审部门的监督;③ 对于因工程变更造成的工程价款超标,要求其提供现场签证和情况说明。	运行保障部	审计反馈意见之后的十个工作日内整改

③ 检查阶段(C)

审计人员重点检查如下三个高风险领域：a. 工程合同签订环节；b. 工程项目采购环节；c. 工程价款结算环节。详见表4-8。

表4-8 工程项目高风险领域的全过程监督

序号	高风险领域	重 点 检 查
1	工程合同签订环节	① 对送审的228份工程合同(2016—2018年),在国家企业信用信息公示系统和天眼查系统中查询其主体资格和经营范围的合法性、有效性;② 审查合同实质性条款的合规性、公平性;③ 关注付款条件和违约责任的约定的详尽性;④ 检查工程项目送审及交接资料的完整性。

序号	高风险领域	重 点 检 查
2	工程项目采购环节	审计人员参加公开招标或院内评审过程,严格监督执行过程。
3	工程价款结算环节	通过对198份工程审价报告书(2016—2018年)的预算价、送审结算价和审定价格的分析对比,加强对施工单位工程价款的监督和风险提示,及时向分管领导反映情况。

④ 总结阶段(A)

工程项目管理内部控制优化改进效果见表4-9、图4-17所示。

表4-9 工程项目管理的整改及成效表

序号	整改反馈	整改追踪	效果评估
1	审计人员及时上报合同签订和履行过程中发现的违规问题,制定改进措施并督促工程部门认真执行。	① 建立问题合同登记制度,分析产生争议的原因,规范合同条款;向管理层提出合同归口管理的建议并被采纳。	① 自2016年1月1日起,合同实现了院办统一归口管理;2017年1月1日起,实现了工程合同网上审计,达到了A医院提出的无纸化办公的要求。
		② 参加分管领导主持的工程审计会议7次,督促相关科室整改并持续追踪检查。	② 工程合同质量明显提升。工程合同的整改率由2016年的75%提高到2018年的85%,合同执行环节的风险得到有效控制。
		③ 2016年4月和8月分别突击检查运行保障部建设工程档案两次。	③ 经过2016年4月和8月的两次档案检查,基建科提高了认识,建设工程项目档案的管理水平较2015年有了显著提高。

序号	整改反馈	整改追踪	效果评估
2	对超合同工程量、超合同金额、变更设计等突出问题进行重点关注	2016—2018 年,通过对统计数据的分析对比和提前预警,有效遏制了前期预算人为压价、后期结算价格飙升,内控失效的情况;对于工程项目变更,通过签订补充合同或重新订立合同的方式,避免了违规风险。	2016—2018 年,工程结算审定金额均控制在预算价格的 10% 之内。
3	对 13 个存在结算争议的工程项目(涉及金额达到 153 万元)进行了沟通	① 2016—2018 年,审计人员共参加院方、施工方、工程外审的现场沟通会议 13 次;② 对工程外审的服务质量进行工程部门意见征询和委托第三方工程外审公司进行交叉审计。	① 通过多方协商、实地踏勘等方式,争议解决率达到了 100%;② 医院工程部门和第三方均对医院聘请的工程外审公司的专业水平高度认可,确保了工程外审服务的质量,维护了医院的正当权益。

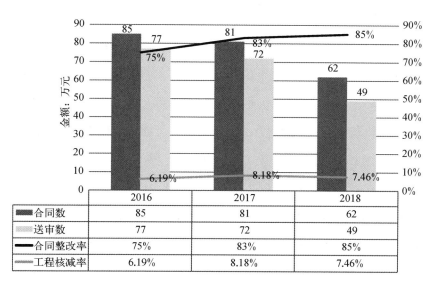

	2016	2017	2018
合同数	85	81	62
送审数	77	72	49
合同整改率	75%	83%	85%
工程核减率	6.19%	8.18%	7.46%

图 4 - 17 A 医院 2016—2018 年工程项目管理内部控制优化图

3. 内部审计价值增值

第二章曾提到,内部审计可以实现价值增值,为医院带来直接价值和间接价值。通过对 A 医院内部经营管理中关键风险点的审计,寻找出可能的风险隐患并按风险大小排序,可以作为下一步审计工作的依据,为拓展更具价值的内部控制目标打好基础。在医院管理体系中,内部审计部门虽然不是传统意义上的创收部门,但它可以通过开展行之有效的审计工作并提供有价值的审计建议来实现保护组织资产,减少组织风险,增加组织获利的机会,为组织增加价值。

由表 4－10 可以看出,据不完全统计,A 医院在 2016—2018 年,三名内审人员为 A 医院创造的直接价值超过亿元,价值增值部分不亚于临床一线科室。值得一提的是,表 4－10 中第七项经济责任审计主要是指对 A 医院的中层干部进行任职期间内的经济责任审计。A 医院自 2014 年 1 月即开展了该项审计,而截至目前,X 市仍极少有公立医院开展。中层干部经济责任审计的涉及面非常广泛,"麻雀虽小,五脏俱全",其审计范围涵盖了医院内部控制单位层面和业务层面的大部分。单位层面的内部审计主要包括科主任年度目标责任、个人廉洁、关键岗位、绩效考核、信息系统等方面,业务层面审计主要涉及科室资产管理、财务收支业务、科研经费使用、合同管理、成本管理等方面。五年多来,A 医院的内审人员共发现多起中层干部科室资产管理不善、院内采购舞弊、收受商业贿赂等违法违规行为。经统计,2016—2018 年,中层干部经济责任审计为 A 医院挽回直接经济损失高达 300 余万元,通过司法机关、上级纪委、医院内部对相

单位：万元

表4-10　A医院2016—2018年内部计价价值增值一览表

序号	审计项目	案例举例	信息来源	数量	核减率	建议采纳率	直接价值	间接价值
1	基建维修工程预结算	工程结算价不得超过预算的10%,促进廉政建设。		198	7.82%	100%	630.00	威慑价值潜在价值
2	货物类、服务类、工程类采购	监督招标比价过程,压缩销售方不合理的利润空间,规范政采方式,控制单一来源采购,遏制腐败。		826	12.10%	95%	1 120.00	威慑价值潜在价值
3	经济合同	提值使用规范性的合同模板,修订显属不公的条款。		273		89%	417.00	
4	资金利费用	规范报销流程,废除科室基金制度;督促科室整改,追回违规发放的社会公益事业捐赠支出。		20		95%	155.00	威慑价值潜在价值
5	资产管理	清理历年以来的预付账款,追回大量账外固定资产和无形资产。	内部举报	167		100%	6 494.00	
6	信息系统	发现医保结算系统漏洞,为医院统回大额经济损失。	内部举报	2		100%	889.00	
7	经济责任	追回科室资产出借科科主任科研经费购置房产;追回科室和个人借款、购房补贴款。	部分项目内部举报	27		95%	326.00	威慑价值潜在价值

续　表

序号	审计项目	案例举例	信息来源	数量	核减率	建议采纳率	直接价值	间接价值
8	科研经费	促成科研经费系统与财务系统的网上对接,规范了科研经费管理。		1		100%		威慑价值、潜在价值
9	风险管理	药房效期风险、库存现金管理、门诊业务风险、票据使用风险、招标或院内采购舞弊、工程审价舞弊、外包服务舞弊、食堂就餐卡人员舞弊。	部分项目内部举报	15		98%	266.00	威慑价值、潜在价值
10	内控制度	制订因公出国(境)管理办法、社会公益事业捐赠管理办法、红包上交公示制度、建设工程档案管理制度、绩效二次分配管理办法、高风险、关键岗位国资办不相容岗位轮岗,修订与实际不符的科主任目标责任书,签订廉洁协议。	部分项目内部举报	4		97%		威慑价值、潜在价值
				1 533			10 297.00	

关责任人的问责追责和依法依规处理起到了强有力的威慑和警示作用。另外，A 医院约有四分之一以上管理漏洞或舞弊行为是由内部举报发现的，内部举报制度对内控体系的建设和完善发挥了非常重要的和不可替代的作用。

通过对直接价值和间接价值的划分，可以使审计人员直观了解到因为加强风险管理和内部审计所带来的成绩，从而信心倍增，还可以让医院的管理层和利益相关者体会到内部审计的价值所在，从而给予更多的理解和支持，进一步形成良好的内控环境，实现良好的 PDCA 循环氛围。

信息化支撑

引入 HRP 系统的必要性

2018 年，A 医院首次进入艾力彼中国顶级医院竞争力排行榜百强行列，主要原因在于 A 医院近十年来抓住了学科建设的牛鼻子，通过"人才引进和兼职聘任"的方式引入了大量医学杰出人才，科研实力迅猛提升，实现了变轨超车。但从客观上评价，A 医院管理层对经济管理部门的重视度还不够，从 A 医院与 X 市标杆医院的对照表可以看出（见表 4-11），标杆医院的管理层在风险管理和内部控制方面具有超前意识。例如，2012 年，B 医院在中国三甲医院中率先引入 HRP 系统，经过六年努力，已于 2018 年底实现了全面财务一体化管理，与此同时，C 和 D 两家公立医院也已引进 HRP 系统。2015 年，B 医院在全国公立医院中首开先河，通过成立法务部门，聘请了全职律师，大大规避了合同违规、医患纠纷、廉政建设、知识产权等方面的法律风险,其收益远远超过了其投入;从对照表中还可以看出,三家标杆医院均非常重视信息化建设与财务管理和绩效管理的紧密结合,B 医院和 D 医院的绩效管理水平在业界赫赫有名,通过信息化支撑,"一切用数据说话",标杆医院实现了员工和患者满意度的双赢,在医疗行业中获得了较高的"江湖地位"和话语权。从标杆医院出版的公立医院内控建设专著、拥有的正高级会计师和高级会计师人数,绩效部门、财务部门和院长所获得荣誉来看,彼此之间一脉相承,互为因果。标杆医院的成功源于其通过"两条腿走路",实现了临床科研与内控管理的双轮驱动,是值得 A 医院借鉴和学习的"他山之石"。

表 4-11 A 医院与标杆医院对照表

公立医院名称 统计数据	A 医院	B 医院	C 医院	D 医院
艾力彼中国 2018 年度百强医院	前一百名	前三十名	前四十名	前九十名
中国 2018 年度医院学科百强数量	2	7	3	5
截至 2018 年末在职员工人数	3 000	3 800	3 600	2 800
是否设立总会计师	未设立	已设立	已设立	已设立
是否引入 HRP 系统	尚未引入	2012 年在 X 市三甲医院中率先引入 HRP 系统;2018 年已实现全面财务一体化管理。	2017 年已引入 HRP 系统	2018 年已引入 HRP 系统

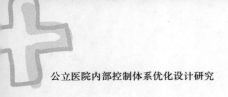

公立医院名称／统计数据	A 医院	B 医院	C 医院	D 医院
是否成立法务部门	未设立法务部而是聘请法律顾问	2015 年在中国公立医院中率先成立法务部，聘请了全职律师，开国内医院管理之先河。	未设立法务部而是聘请法律顾问	未设立法务部而是聘请法律顾问
是否成立风险控制部门	2017 年成立		2015 年成立	
是否出版公立医院内控建设著作	2019 年出版		2016 年出版	2017 年出版
截至 2018 年末正高级会计师（正高）人数		2	1	1
截至 2018 年末高级会计师（副高）人数	2	3	1	1
绩效管理部门行业地位		全国标杆	X 市标杆	全国标杆
财务管理部门所获荣誉				2017 年度 X 市医疗系统优秀财务管理团队
公立医院院长所获荣誉	2017 年度 X 市先进个人	2018 年度全国优秀院长	2016 年度国家级人才 X 市领军人才	2018 年度全国优秀院长

引入 HRP 系统的可行性

HRP（医院资源计划，Hospital Resources Planning）系统

的设计过程本身就是管理行为规范的过程,通过流程管控,内部控制修正完善了管理中的缺陷之处。通过 HRP 系统的实施,医院可以对人财物资源进行统一管理,实现各环节高效运转、成本物资有效节约、资金使用投放科学、资产管理监管到位的目标,全面提升医院的综合运营能力。HRP 提供的数据导航还可以引发医院管理的变革,通过全流程、全要素、实时可控的闭环管理,为医院的管理决策带来质的变化。

HRP 系统功能设计

HRP 系统是公立医院引进 ERP(企业资源计划,Enterprise Resources Planning) 系统的管理思想和技术,对医院的人、财、物、科研教学、绩效考核、运营管理等各项资源进行整合,为医院科学管理提供全面的统一分析及一体化数据服务,实现"资金流、物流、信息流"全流程闭环管理,打造一个"统一高效、互通互联、信息共享"综合运营管理平台。

HRP 分为管理层、业务层和平台层三个层级,其主要应用系统分别是财务管理、成本管理、预算管理、物流管理、资产管理、人力资源管理、绩效管理、决策支持系统,是涉及人员管理、部门管理、物流管理及财务收支管理全覆盖的管理系统(见图 4-18)。

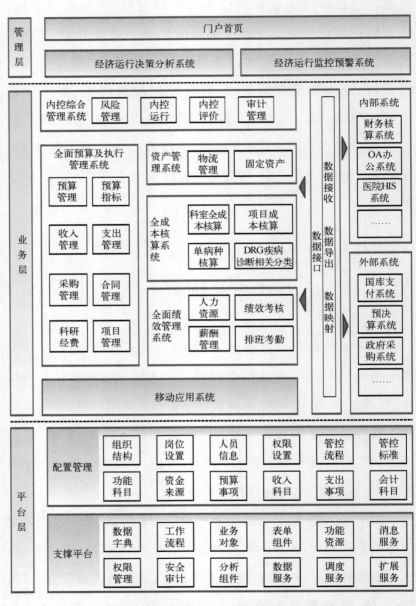

图 4-18 HRP 综合运营管理系统框架图

HRP 系统的应用案例

公立医院的成本核算较其他行业有很大的特殊性,通过对成本控制的优化改进,有利于公立医院通过科学成本预测和决策,合理配置资源、开源节流,提升医院的综合竞争力,而 A 医院在成本管理方面的基础较为薄弱,需要信息系统的大力支持,此处以成本核算系统为例进行简要介绍。

1. HRP 成本核算系统

HRP 成本核算系统是在满足会计制度要求的全成本核算流程的基础上,通过对医院成本数据、收入数据、工作量数据进行采集,在 HRP 系统中配置分摊方法进行成本的分摊,最终得出适合医院使用的多角度多维度的综合运营分析数据,可为预算、绩效考核等提供基础性数据(见图 4-19)。

2. 成本分摊方案

基于财务制度对医院成本核算的要求,HRP 成本核算系统按照分项逐级分步结转的方法,按照三级四类分摊、四级五类分摊方式对医院科室成本进行分摊。在完成直接成本归集的基础上,依次将公用成本、管理成本、医辅成本、医技成本按照科学的分摊规则分摊到临床科室,形成科室全成本。主要包括医院科室分类、成本项目分摊设置、院级成本数据获取、成本分摊及全成本报表查询、统计、导出等功能,能与医院信息系统

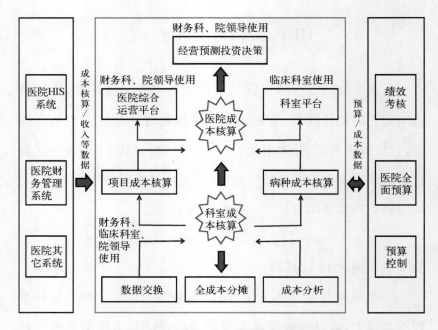

图 4-19 HRP 成本核算系统结构图

联网,提供相应的科室信息、成本获取等接口,实现信息共享(见图 4-20)。

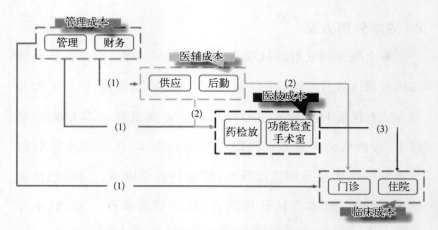

图 4-20 成本核算三级四类分摊方式

3. HRP 成本核算系统的功能

　　HRP 建设之后,可以实现医院的全成本核算,通过数据的对接、预检、调整,保证数据的准确性,弥补成本核算的空缺,同时为医院提供多角度多维度的成本分析体系(见图 4-21)。

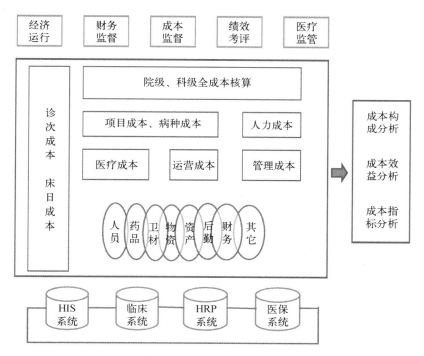

图 4-21　HRP 成本核算系统的功能

　　系统内置医院常用的各种成本分析报表,对医院药品、卫材、人力、折旧及其他成本等各种成本项目的数据通过成本报表的分析,可以及时发现在成本控制上存在的偏差,帮助管理者应对在管理中存在的问题。

小　结

　　首先,本章从理论前沿的视角探索了以风险为导向的公立
医院内控体系建设,从实践的角度论述了 A 医院应如何优化内
控体系,阐述了风险管理、流程管理、制度管理、监督与评价管理
的工作步骤及标准;第二,提出了在公立医院内控建设中设立三
道防线的理念,为内控闭环管理目标的实现打下基础;第三,以
三公经费和工程项目管理为例详细说明了 A 医院在内控体系优
化设计后取得的成效,为帮助公立医院更有效地开展内控建设
提供了经验借鉴;最后,通过 A 医院与标杆医院的对比,阐述了
引入 HRP 系统以固化流程,减少人为干预,全力提升内控水平
的必要性和可行性。

　　综上所述,A 医院构建和优化以风险防控为导向的内控体
系应按照"自上而下、多层面推进、定期监督评价"的解决方案,
遵循"风险导向—主线贯穿—核心强化—载体覆盖—重点突
破—监督优化"的管理思路,从单位层面优先保障,从业务层面
细化责任、加强落实、形成制约,通过建立健全监督评价系统,实

施业务信息化和内控信息化建设,推动内控工作的高效实施(见图 4 - 22),帮助医院在合法、合理、合规的前提下,实现"管好钱,算好账,用好人"的管理目标。

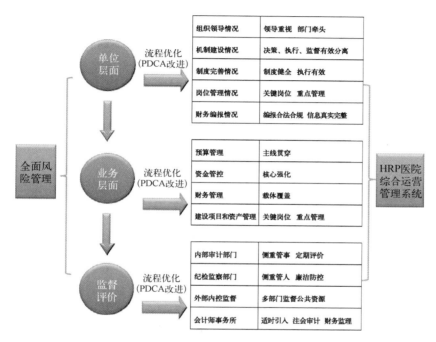

图 4 - 22　A 医院内部控制体系优化设计解决方案图

第 五 章

结论与展望

研究结论

本书主要从行政事业单位内部控制的理论角度,借鉴企业内部控制的理念,根据公立医院的特征,以 A 医院为例构建了符合 A 医院自身特点的内部控制框架体系。将 A 医院的内部控制划分为三个层次:单位层面、业务层面、监督层面。围绕这三个层次的框架体系对 A 医院的经济活动进行了风险管理和流程优化,以期推动公立医院的精益管理。本书的研究结论包括以下五个方面:

1. 从单位层面上讲,医院决策层是内部控制建设最重要的推动者,其重视程度决定了内部控制完成的高度;而推行和实施总会计师和总审计师制度将有助于推进和完善内部体系,科学专业地防范经营风险和财务风险。

2. 从业务层面来讲,加强公立医院内控建设,应明确业务科室的职责权限、办事流程,强调集体决策,实现决策、执行与监督相分离,通过财务与业务的双向约束,提升医院的综合管理水平。具体应从以下几方面入手:

（1）以风险控制目标为导向，全面风险管理应当渗透到公立医院内部控制的全过程。

（2）以预算管理为主线，以资金管控和成本管理为核心，绩效考核为抓手，有助于强化医疗收支管理。

（3）以财务管理为载体跟踪内控实施，有助于经济活动风险管控全覆盖。

（4）以建设项目和资产管理为重点，可以突破医院管理的瓶颈。

3. 从监督层面来讲，以内外部评价为监督，将优化医院内部控制体系建设。值得一提的是，在内控基础薄弱的公立医院引入财务监理制度和聘请内部控制咨询管理公司，可以利用其独立性、权威性和专业性在短期之内迅速提升公立医院的经济管理和内控管理水平，A 医院在这方面提供了较为成功的经验。

4. 内外部监督相互配合，以评促建，以审促评，内部自评与监督整改相结合，经实践证明能够起到标本兼治的作用。从 A 医院实现的内部审计价值增值可以窥斑见豹。尤其值得关注的是中层干部经济责任审计，这是一项目前在公立医院中很少开展却非常重要的审计类别，A 医院历经五年的实践证明，该类审计对优化公立医院的内控环境成效显著。

5. 信息系统支撑是优化内控体系的重要手段。从标杆医院的成功经验可以看到，引进 HRP 系统平台进行审批审核和权限分配，将内控要求嵌入到信息系统，可以实现内部控制的程序化和常态化，使医院管理模式由日常管理模式向例外模式转变，从而提高管理效率。

研究不足与展望

    1. 受时间、资源以及能力等多方面因素的限制,本书主要采用了文献复习法、德尔菲法与比较分析法,但在文献的取舍、内容的确定、观点的论断、指标的筛选上均存在一定的主观性与片面性;对公立医院内部控制优化设计研究尚不够深入和完善,仅抽取了一家三甲公立医院进行应用框架的实践检验,未进行更多案例的验证,对比分析仅抽取了案例医院近几年的数据,样本量较小。单个案例所得到的结论难免有以偏概全的问题,并不一定适合所有的公立医院。上述几方面均有待于今后搜集与A医院级别或体量相似的公立医院的数据,通过对标管理主动寻找差距,寻求更好的内控解决之道。

    2. A医院尚未引入HRP系统,缺少相关数据资料,因此本书主要以定性分析为主;预算管理、成本管理、资产管理、绩效考评是A医院的短板,难以取得第一手资料,未能作深入探讨。以上这几方面均是加强内部控制建设的重要抓手,也是值得今后研究的核心内容。

3. 借助"互联网+"平台,运用大数据工具,将以科室为中心的责任中心进一步细化至专业中心、主诊组、护理组等多种类的核算单元,借鉴阿米巴经营管理模式的原理,对各核算单元实行目标制管理;采用 DRG(Diagnosis Related Groups,疾病诊断相关分类)支付方式,通过制定统一的疾病诊断分类定额支付标准,达到医疗资源利用标准化、激励医院加强医疗质量管理、主动降低成本、缩短住院天数、减少诱导性医疗费用支付的目的。通过以上举措,将从医疗收费上有效缓解公立医院"看病贵"的问题;公立医院根据分类推进事业单位改革的要求,引进并运用 RBRVS 绩效分配模式(Resource Based Relative Value Scale,以资源为基础的相对价值比率)和平衡计分卡等管理会计理念,完善公立医院内部绩效分配方案,进一步提高医务人员的待遇水平和工作积极性,将从服务质量上和数量上缓解公立医院"看病难"问题;随着大数据时代的来临,以联网审计和大数据审计取代现场审计,总体性分析取代抽样分析,将给内部审计人员提供前所未有的审计数据。通过互联网和云计算技术搜集、挖掘和分析数据中的相关性,应用事物间的相关性分析来帮助捕捉现在和预测未来,将促进审计预警机制的建立和审计关口前移,充分发挥审计"全覆盖"的功能。这些举措将是进一步优化内部控制体系的纵深思考方向。

参考资料

1. SJ Sinason, David, Hillison, et al. The government internal auditor's role in implementing SAS 82, Journal of Public Budgeting [J]. Accounting & Financial Management, 2001, 13(4): 512 - 535.

2. Krishnan J. Audit Committee Quality and Internal Control: An Empirical Analysis [J]. Accounting Review, 2004: 27 - 29.

3. Russell Jackson. The Human Side of Risk [J]. The Internal Auditor, 2007: 72 - 74.

4. McAnally, J · Stephen. Control Self-Assessment: Everybody Pitching in with internal Controls [J]. Pennsylvania CPA Journal, 2007: 50 - 51.

5. Calderon, Thomas Garber, Ryan, et al. Examing internal control issues in small and large local governments [J]. internal Auditing, 2012, 27(3): 11 - 17.

6. Thomas D. Dowdell, David N. Herda. Do management reports on internal control over financial reporting improve financial reporting [J]. Resrarch in Accounting Regulation, 2014: 78 - 90.

7. 程晓陵,王怀明.用公共部门内部控制理论解读"交通厅长现象"[J].生产力研究,2008(15):14-17.

8. 杨洁.基于 PDCA 循环的内部控制有效性综合评价[J].会计研究,2011(4):82-87.

9. 胡海琼,张艳华.医院会计管理的风险控制[J].行政事业单位资产与财务,2013(11):61-64.

10. 陈新友.公立医院内部控制体系研究[J].财会研究,2013(3):67-69.

11. 徐超,洪学智,邓盼,等.基于内部控制框架的公立医院财务风险分析[J].医学与社会,2014(2):1-4.

12. 朱宏文,徐建德,顾健龙,等.等级医院评审给医院带来的红利与思考[J].医学信息,2015(41):10-11.

13. 曹亚娜,王洁.公立医院内部控制的自我评价[J].中国当代医药,2015(12):126-131.

14. 李静,李卫斌.基于 ANP‐Fuzzy 法的公立医院内部控制有效性评价研究[J].商业会计,2017(12):79-83.

15. 傅黎瑛,吕晓敏.中国公立医院审计委员会制度设想[J].财经论丛,2016(1):65-73.

16. 宣嘉,于广军.基于医院 SPD 采购供应链模式的内部控制研究[J].中国卫生经济,2017,36(12):110-112.

17. 屠庆,周嫣,钱正,等.医用耗材"SPD一体化供应和配送"模式在临床护理单元的应用与效果评价[J].中国护理管理,2016,16(3):415-418.

18. 夏培勇.基于医院新型供应链SPD管理模式的风险和监管[J].中国医院,2018,22(1):53-55.

19. 陈志军.基于预算控制的医院内部控制信息化建设[J].新会计,2018(11):39-41.

20. 操礼庆,潘江涛.医疗投放设备的内部控制风险评估与应对[J].卫生经济研究,2016(5):47-49.

21. 徐静,于允圣,杨晓会,等.潍坊市公立医院内部控制评价体系构建研究[J].医学与社会,2018,31(12):47-49.

22. 雷莉,戴力辉,王卫丽,等.公立医院内部控制有效性影响因素的实证研究[J].中国医院管理,2018,38(8):53-56.

23. 陈云.信息化背景下医院内部控制建设的优化[J].中国财政,2018(19):47-49.

24. 李爱群,何烨,唐靓,等.医院物资采购内部控制改进研究[J].卫生经济研究,2018(7):59-61.

25. 徐立德.医院管理会计与内部控制的融合发展[J].会计之友,2018(14):15-18.

26. 李春晓,杜方兴,袁静.潍坊中医院基于HRP系统的医院采购与付款内部控制[J].财务与会计,2017(24):39-40.

27. 冯允萍,冯欣.公立医院收入内部控制案例——以医疗退费为例[J].会计之友,2018(5):93-97.

28. 程燕玲,吴继萍.新医改形势下公立医院内部控制体系重构

[J]. 会计之友,2017(20)：38-39.

29. 雷莉,王卫丽,郭娟娟,等. 公立医院内部风险控制影响因素调查[J]. 数字化用户,2018(48)：215-217.

30. 黄仙桃,黄静静,黄志碧. 完善公立医院组织管理层面内部控制研究——以广西医科大学直属附属医院为例[J]. 教育财会研究,2018,29(6)：73-76.

31. 管芝云. 公立医院内部经济责任审计探讨[J]. 新会计,2018(11)：42-43.

32. 张莹. 浅谈内部审计在公立医院廉政建设中的作用[J]. 中国卫生产业,2018(30)：107-108.

33. 李双云,苏丽娟,殷良贵,等. HRP 环境下公立医院财务内部控制实践与应用[J]. 管理观察,2018(17)：186-187.

34. 徐艳霞,郑大喜. 医院接受捐赠业务会计处理存在的问题及其改进[J]. 中国卫生经济,2017,36(6)：94-96.

35. 吴晓蓉. 医疗卫生机构接受捐赠的审计初探[J]. 科技视界,2015(32)：302-303.

36. 陈志军,周琳彦,包维晔. 基于 HRP 的公立医院科研经费内控体系建设实践与思考[J]. 中国总会计师,2018(12)：113-115.

37. 郭玉凡. 内部审计在医疗卫生行业反商业贿赂中的作用——以 XH 医院为例[J]. 经营与管理,2019(1)：32-35.

38. (美)里贾纳·E·赫兹琳杰,等. 非营利组织管理[M]. 北京：中国人民大学出版社,2000.

39. (澳)欧文·E·修斯. 公共管理导论[M]. 北京：中国人民

大学出版社,2001.

40. （美）马克·格雷班.精益医院：世界最佳医院管理实践
　　［M］.第3版.北京：机械工业出版社,2018.

41. 李敏.公共部门控制规范——行政事业单位经验分享［M］.
　　上海：上海财经大学出版社,2017.

42. 财政部.行政事业单位内部控制规范（试行）［Z］.2012.

43. 财政部,证监会,银监会,保监会及审计署.企业内部控制基
　　本规范［Z］.2008.

44. 朱胤,刘莉莉,刘宏伟.内控浪潮：医院内部控制实践指南
　　［M］.北京：光明日报出版社,2015.

45. 麻蔚冰,王增娥,丁正东.企业内部控制管理操作手册［M］.
　　北京：中国财政经济出版社,2003.

46. 张庆龙,王洁.公立医院内部控制建设操作指南［M］.北京：
　　中国时代经济出版社,2018.

47. 王海荣.内控总监工作笔记：企业内部控制工作法及案例解
　　析［M］.北京：人民邮电出版社,2018.

48. 张孝坤.大数据风控［M］.北京：机械工业出版社,2017.

49. 吴丹枫.医改十年：现代医院内部控制操作指南［M］.上海：
　　文汇出版社,2017.

50. 张庆龙,胡为民,唐大鹏.新编行政事业单位内部控制建设
　　原理与操作实务［M］.北京：电子工业出版社,2017.

51. 戴文娟,丁金华,陈留平.医院内部控制实务［M］.芜湖：安
　　徽师范大学出版社,2016.

52. 李习平.现代医院法人治理制度经济分析［M］.武汉：武汉

大学出版社,2014.

53. 方鹏骞,贾红英.中国公立医院内部治理机制研究[M].武汉:华中科技大学出版社,2014.

54. 韩优莉,郭蕊.公立医院管理体制改革的理论与实证研究[M].北京:中国经济出版社,2017.

55. 金玲,池文瑛,蔡战英,等.医院内部控制设计及应用[M].北京:中国财政经济出版社,2018.

56. 艾力彼医院管理研究中心.医院蓝皮书:中国医院竞争力报告(2018~2019)[M].北京:社会科学文献出版社,2019.

57. 魏晋才,陈肖鸣,应争先,等.医院绩效管理[M].第2版.北京:人民卫生出版社,2017.

58. 王兴鹏.公立医院内部控制建设指南及实践[M].上海:上海交通大学出版社,2016.

59. 涂远超,胡为民,徐元元,等.医院经济运营内部控制实务:建立现代医院管理制度的实现路径[M].北京:电子工业出版社,2017.

60. 中华人民共和国财政会计司.行政事业单位内部控制规范讲座[M].北京:经济科学出版社,2013.

61. 王振宇,樊俊芝,刘辉.新医院财务会计制度详解与实务操作[M].北京:中国财政经济出版社,2011.

62. 卫生部规财司.医院财务与会计实务[M].北京:企业管理出版社,2012.

63. 中华人民共和国财政部.政府会计制度:行政事业单位会计科目和报表[M].北京:中国财政经济出版社,2017.

64. 张庆龙,王彦.政府会计制度解读与操作实务指南[M].北京:中国财政经济出版社,2018.

65. 徐元元,田立启,陈新平,等.政府会计制度——医院会计实务与衔接:[M].北京:企业管理出版社,2019.

66. 方鹏骞,鲍勇,李士雪.中国医疗卫生事业发展报告2015:中国公立医院改革与发展专题[M].北京:人民出版社,2016.

67. 文学国,房志武.医改蓝皮书:中国医药卫生体制改革报告(2015~2016)[M].北京:社会科学文献出版社,2016.

68. 郭源生,王树强,吕晶.智慧医疗在养老产业中的创新应用[M].北京:电子工业出版社,2016.

69. 刘明辉,汪寿成.人力资源内部控制与风险管理:理论·实务·案例[M].大连:大连出版社,2010.

70. 由宝剑.现代医院全面预算管理:理论·实务·案例[M].西安:西安电子科技大学出版社,2012.

71. 丁朝霞,杨涛.医院运营精细化管理理论与实战[M].广州:中山大学出版社,2017.

72. 张培林.公立医院成本核算的理论与实践[M].重庆:西南师范大学出版社,2017.

73. 陈涛,潘菏君.新环境下医院全成本核算[M].镇江:江苏大学出版社,2014.

74. 财政部会计司,中国会计报社.行政事业单位内部控制建设:理论与实践[M].北京:经济科学出版社,2015.

75. 吴龚.医疗卫生机构内部审计精细化管理[M].北京:企业

管理出版社,2016.

76. 金玲,毛文,戴秀兰.医院经济分析与管理:跟着案例学[M].北京:中国财政经济出版社,2017.

77. 高金声.让医院走向人文管理[M].北京:中国协和医科大学出版社,2017.

78. 孙德俊,刘宏伟.公立医院绩效管理[M].北京:经济科学出版社,2018.

79. 陈安民.现代医院核心管理[M].北京:人民卫生出版社,2015.

80. 尹维劼.现代企业内部审计精要[M].北京:中信出版社,2015.

81. 许太谊.行政事业单位财务问题责任追究读本[M].北京:中国市场出版社,2017.

82. 王兴鹏.医院管理纵横:新时代·新思维·新探索(第一辑)[M].上海:上海科学技术出版社,2018.

83. 卫生部规划财务司.卫生系统内部审计操作指南[M].北京:人民卫生出版社,2012.

84. 高立法.企业全面风险管理实务[M].北京:经济管理出版社,2016.

85. 秦勇方.现代医院精细化运营绩效管理实务[M].北京:中国经济出版社,2014.

86. 刘志勤,麦一峰.以"卓越绩效模式"诠释现代医院管理[M].北京:中国标准出版社,2018.

87. 徐元元,田立启,侯常敏,等.医院经济运行精细化管理

［M］.北京：企业管理出版社,2014.

88. 左伟.JCI 评审应知应会［M］.杭州：浙江大学出版社,2016.

89. 吴龚.医疗卫生机构合同规范化管理与审计实务［M］.北京：企业管理出版社,2017.

90. 曹湛,曹艳,曹广遂.医院审计实务［M］.北京：中国时代经济出版社,2014.

91. 许崇伟.超越竞争：医院经营管理案例启示［M］.广州：广东人民出版社,2016.

92. 王景明.医院管理新模式［M］.北京：人民军医出版社,2015.

93. 黄健辉,石宝屏.中国医院财务管理与法律［M］.北京：中国协和医科大学出版社,2014.

94. 李乐波.管理会计在公立医院改革中的应用研究［M］.杭州：浙江工商大学出版社,2017.

95. 林辉."互联网+医疗健康"时代医院管理创新与发展［M］.北京：清华大学出版社,2016.

96. 陈亚光.绩效新约：破解医院绩效工资分配瓶颈［M］.北京：光明日报出版社,2018.

97. 张培林.区管医院差异化发展的理论与实践［M］.重庆：西南师范大学出版社,2016.

98. 史安平,高禾.论公立医院内部审计增值的方向［C］.北京：第八届全国医疗卫生机构内部审计年会论文集,2016.

99. 孙娟.医院内部控制建设存在的问题及对策［C］.北京：第十届全国医疗卫生机构内部审计年会论文集,2018.

100. 唐晓玉.中国行政事业单位内部控制制度研究[D].北京：财政部财政科学研究所,2013.

101. 余文敏.Y公立医院精益化战略研究[D].昆明：云南大学,2016.

102. 刘丹.公立医院内部控制管理的初步研究——开启医院内部控制构建自身免疫体系[C].北京：第八届全国医疗卫生机构内部审计年会论文集,2016.

103. 丁章丽.KF公立医院内部控制的优化研究[D].镇江：江苏大学,2016.

104. 招志涛.基于平衡计分卡的非营利性医院全面预算管理研究[D].广州：华南理工大学,2015.

105. 林素玲.公立医院经济活动内部控制评价指标体系的初步研究[D].北京：北京中医药大学,2012.

106. 傅川.K医院内部控制环境优化研究[D].重庆：重庆理工大学,2012.

107. 秦晗.BA人民医院内部控制体系构建研究[D].哈尔滨：哈尔滨商业大学,2018.

108. 陈超.内部控制视角下云南省F医院工程建设项目审计案例研究[D].昆明：云南大学,2015.

109. 厉应,李晴,张瑾.PDCA循环管理法在公立医院审计整改中的应用[C].北京：第十届全国医疗卫生机构内部审计年会论文集,2018.

110. 宋扬.ABC医院内部控制问题研究[D].沈阳：沈阳工业大学,2016.

111. 欧霞.新医改背景下公立医院廉洁风险防控管理体系建设研究[D].成都：西南交通大学,2014.

112. 王佳琦.林长医院内部控制优化研究[D].长春：吉林大学,2018.

113. 沈爱华.江苏省公立医院内部审计调查研究[D].南京：南京审计大学,2018.

114. 孙瑞婉.公益性导向下公立医院内部控制研究——以 Y 人民医院为例[D].开封：河南大学,2015.

115. 闫良艳.基于 SCOR 模型的公立医院供应链风险识别研究[D].南京：南京中医药大学,2011.

116. 朱堃.W 公立医院内部控制评价指标体系构建研究[D].蚌埠：安徽财经大学,2018.

117. 吴强军.公立医院风险导向内部审计研究[D].蚌埠：安徽财经大学,2015.

118. 霍雨佳.基于风险管理下的公立医院内部控制体系优化研究——以内蒙古 A 医院为例[D].呼和浩特：内蒙古农业大学,2017.

119. 高山.新医疗改革背景下公立医院内部控制体系研究[D].泰安：山东农业大学,2015.

120. 叶文莲.安徽省立医院内部控制改进研究[D].北京：首都经济贸易大学,2017.

121. 胡亚娣.基于分层考虑的等级医院财务评价体系重构研究——源自浙江省等级医院的数据[D].杭州：浙江工业大学,2016.

122. 倪丽.基于风险管理的医院内部审计制度研究——以上海某公立医院为例[D].南昌:南昌大学,2014.

123. 朱雅妮.GP医院增值型内部审计体系的构建研究[D].重庆:西南政法大学,2017.

124. 许亚运.古丈县公立医院领导干部经济责任审计改进研究[D].长沙:湖南大学,2016.

125. 缪丽.某医院内部控制优化研究[D].长春:吉林大学,2012.

126. 李战国.北京市三甲医院科研经费内部审计现状调查研究[D].北京:北京中医药大学,2018.

127. 蓝伟英.AL医院集团内部控制的评价与改进研究[D].广州:华南理工大学,2014.

128. 中华人民共和国财政部.关于加强公立医院财务和预算管理的指导意见[EB/OL].2015-12-15.

129. 中华人民共和国国务院办公厅.建立现代医院管理制度的指导意见[EB/OL].2015-07-14.

130. 中华人民共和国国务院办公厅.关于加强三级公立医院绩效考核工作的意见[EB/OL].2019-01-30.

131. 中华人民共和国财政部.关于全面推进行政事业单位内部控制建设的指导意见[EB/OL].2015-12-21.

132. 中华人民共和国财政部.关于印发《行政事业单位内部控制报告管理制度(试行)》的通知[EB/OL].2017-01-25.

133. 中华人民共和国财政部.关于印发《行政事业单位内部控制规范(试行)》的通知[EB/OL].2011-11-29.

134. 中华人民共和国审计署. 关于内部审计工作的规定[EB/OL]. 2018 - 01 - 12.

135. 中华人民共和国国务院. 关于积极推进"互联网+"行动的指导意见[EB/OL]. 2015 - 07 - 01.

136. 中华人民共和国国务院办公厅. 关于促进"互联网+医疗健康"发展的意见[EB/OL]. 2018 - 04 - 25.

137. 中华人民共和国财政部. 关于全面推进管理会计体系建设的指导意见[EB/OL]. 2014 - 10 - 27.

138. 国家卫生计生委国家中医药管理局. 关于印发加强医疗卫生行风建设"九不准"的通知[EB/OL]. 2013 - 12 - 26.

139. 中华人民共和国国家卫生和计划生育委员会. 关于印发预算管理单位国有资产使用管理办法的通知[EB/OL]. 2015 - 09 - 29.

140. 中华人民共和国财政部. 关于开展行政事业单位内部控制基础性评价工作的通知[EB/OL]. 2016 - 06 - 24.

国家卫生计生委国家中医药管理局关于
印发加强医疗卫生行风建设"九不准"的通知

国卫办发〔2013〕49 号

各省、自治区、直辖市卫生计生委（卫生厅局）、中医药管理局，
新疆生产建设兵团卫生局，国家卫生计生委、国家中医药管理局
属（管）各医疗卫生机构：

近期，中央党的群众路线教育实践活动领导小组印发了《关
于开展"四风"突出问题专项整治和加强制度建设的通知》（群
组发〔2013〕23 号），明确要求"坚决纠正医疗卫生方面损害群众
利益行为，严肃查处医药购销和办医行医中的不正之风问题"。
为深入贯彻落实文件精神，进一步加强行风建设，严肃纪律，明
确要求，针对医疗卫生方面群众反映强烈的突出问题，国家卫生

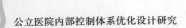

计生委、国家中医药管理局制定了《加强医疗卫生行风建设"九不准"》（以下简称"九不准"）。现印发给你们，并提出如下要求：

一、广泛开展学习宣传

地方各级卫生计生行政部门、各级各类医疗卫生机构要组织广大医疗卫生人员认真学习讨论，深刻认识"九不准"的重要意义和明确要求。通过编辑学习手册、开展集中培训、举行知识测试等多种形式，迅速传达到所有医疗卫生机构和医疗卫生人员，在全行业掀起学习贯彻"九不准"的热潮，学习教育覆盖面要达到100%。要强化对"九不准"贯彻执行情况的宣传，曝光典型案例，抓好警示教育，努力使遵守和执行"九不准"成为医疗卫生机构和医疗卫生人员的自觉行为。

二、认真抓好贯彻执行

地方各级卫生计生行政部门和各级各类医疗卫生机构要把贯彻执行"九不准"作为医疗卫生行业教育实践活动的重要内容，研究制订贯彻落实的具体办法。既要不折不扣地落实"九不准"的每项要求，又要制订更加具体、更有针对性、更便于操作的制度措施。卫生计生系统各级领导干部特别是领导班子主要负责人要以身作则、带头执行，以严肃的态度、严格的标准、严明的纪律抓好"九不准"的贯彻执行。

三、坚决查处违规行为

地方各级卫生计生行政部门要加强与公安、检察和地方纪检监察等执纪执法机关的协调配合，重点查处顶风违纪的行为和情节严重、影响恶劣的案件。凡是违反"九不准"的行为，要依法依纪严肃处理,决不姑息迁就。对违反"九不准"的医疗卫生机构,卫生计生行政部门应当根据情节轻重,给予其通报批评、限期整改、降低级别或等次等处理;需要给予行政处罚的,依法给予警告、责令停业直至吊销执业许可证的行政处罚。对违反"九不准"的医疗卫生人员,由所在单位给予批评教育、取消当年评优评职资格或低聘、缓聘、解职待聘、解聘;情节严重的,由有关卫生计生行政部门依法给予其责令暂停执业活动或者吊销执业证书等处罚。涉嫌犯罪的,移送司法机关依法处理。对吊销执业证书的医疗卫生人员,国家卫生计生委一律在全系统通报,并向社会公布。对责令暂停执业活动的医疗卫生人员,由省级卫生计生行政部门在本省(区、市)范围内进行通报。建立医药购销领域商业贿赂不良记录,按规定对列入不良记录的药品、医用设备和医用耗材生产、经营企业予以处理。

四、切实加强监督检查

地方各级卫生计生行政部门要把监督"九不准"贯彻执行情况作为一项经常性工作来抓,通过明察暗访、定期督促检查等多种形式,及时发现问题和隐患,严肃处理违反"九不准"的行为。医疗卫生有关行业组织要结合自身职责,研究建立医疗卫生人员诚信从业信息管理系统,将医疗卫生人员的违规行为记入个人诚信记录,切实加强行业自律性管理。要强化社会监督,群众可通过国家卫生计生委公开电话和官方网站投诉举报违反"九不准"的行为。各地要向社会公布投诉举报电话,对群众反映的违反"九不准"的问题线索,抓紧核查,营造良好的社会监督氛围。

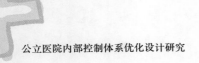

五、大力弘扬新风正气

各级卫生计生行政部门和各级各类医疗卫生机构要结合"服务百姓健康行动"、"三好一满意"、"优质服务先进单位"创建活动等,大力培育和积极践行社会主义核心价值观,凝炼、宣传、践行医疗卫生职业精神,宣传和落实《医疗机构从业人员行为规范》,加强医疗卫生机构廉洁文化建设,推进廉洁文化进机构、进科室、进病房,营造浓厚廉洁文化氛围和执业环境。要注重发挥正面典型的示范引导作用,大力弘扬医疗卫生行业的光荣传统,加大对"我最喜爱的健康卫士"、"群众满意的医疗卫生机构"等医疗卫生行业先进个人、先进集体的表彰和宣传力度。

六、严格落实责任制

各级各类医疗卫生机构领导班子对本机构贯彻执行"九不准"负主体责任,主要负责人是第一责任人。地方各级卫生计生行政部门对辖区内医疗卫生机构和人员贯彻执行"九不准"负监管责任,要切实履行行业监管职责。医疗卫生机构贯彻执行"九不准"的情况要列入医疗机构校验管理、评审的重要内容,医疗卫生人员贯彻执行"九不准"的情况列入医疗卫生人员年度考核、医德考评和医师定期考核的重要内容,作为职称晋升、评优评先的重要依据。要严格责任追究,对工作不力导致发生严重问题的,除追究当事人责任外,还要严肃追究卫生计生行政部门和医疗卫生机构主要领导及直接领导的责任。对隐瞒不报、压案不查、包庇袒护的,一经发现,从严处理。

各地贯彻落实"九不准"的情况要及时报送国家卫生计生委和国家中医药管理局。

加强医疗卫生行风建设"九不准"

为进一步加强医疗卫生行风建设,严肃行业纪律,促进依法执业、廉洁行医,针对医疗卫生方面群众反映强烈的突出问题,制定以下"九不准"。

一、不准将医疗卫生人员个人收入与药品和医学检查收入挂钩

医疗卫生机构应当结合深化医改建立科学的医疗绩效评价机制和内部分配激励机制。严禁向科室或个人下达创收指标,严禁将医疗卫生人员奖金、工资等收入与药品、医学检查等业务收入挂钩。

二、不准开单提成

医疗卫生机构应当通过综合目标考核,提高医疗服务质量和效率。严禁医疗卫生机构在药品处方、医学检查等医疗服务中实行开单提成的做法,严禁医疗卫生人员通过介绍患者到其他单位检查、治疗或购买医药产品等收取提成。

三、不准违规收费

医疗卫生机构应当严格执行国家药品价格政策和医疗服务项目价格,公开医疗服务收费标准和常用药品价格。严禁在国家规定的收费项目和标准之外自立项目、分解项目收费或擅自提高标准加收费用,严禁重复收费。

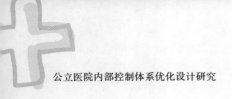

四、不准违规接受社会捐赠资助

医疗卫生机构及行业协会、学会等社会组织应当严格遵守国家关于接受社会捐赠资助管理有关规定,接受社会捐赠资助必须以法人名义进行,捐赠资助财物必须由单位财务部门统一管理,严格按照捐赠协议约定开展公益非营利性业务活动。严禁医疗卫生机构内设部门和个人直接接受捐赠资助,严禁接受附有影响公平竞争条件的捐赠资助,严禁将接受捐赠资助与采购商品(服务)挂钩,严禁将捐赠资助资金用于发放职工福利,严禁接受企业捐赠资助出国(境)旅游或者变相旅游。

五、不准参与推销活动和违规发布医疗广告

医疗卫生机构和医疗卫生人员应当注意维护行业形象。严禁违反规定发布医疗广告,严禁参与医药产品、食品、保健品等商品推销活动,严禁违反规定泄露患者等服务对象的个人资料和医学信息。

六、不准为商业目的统方

医疗卫生机构应当加强本单位信息系统中药品、医用耗材用量统计功能的管理,严格处方统计权限和审批程序。严禁医疗卫生人员利用任何途径和方式为商业目的统计医师个人及临床科室有关药品、医用耗材的用量信息,或为医药营销人员统计提供便利。

七、不准违规私自采购使用医药产品

医疗卫生机构应当严格遵守药品采购、验收、保管、供应等各项制度。严禁医疗卫生人员违反规定私自采购、销售、使用药品、医疗器械、医用卫生材料等医药产品。

八、不准收受回扣

医疗卫生人员应当遵纪守法、廉洁从业。严禁利用执业之便谋取不正当利益,严禁接受药品、医疗器械、医用卫生材料等医药产品生产、经营企业或经销人员以各种名义、形式给予的回扣,严禁参加其安排、组织或支付费用的营业性娱乐场所的娱乐活动。

九、不准收受患者"红包"

医疗卫生人员应当恪守医德、严格自律。严禁索取或收受患者及其亲友的现金、有价证券、支付凭证和贵重礼品。

各级卫生计生行政部门和医疗卫生机构应当切实加强对上述规定执行情况的监督检查,严肃查处违规行为。对违反规定的,根据国家法律法规和党纪政纪规定,视情节轻重、造成的影响与后果,由所在单位或有关卫生计生行政部门给予相应的组织处理、党纪政纪处分或行政处罚;涉嫌犯罪的,移送司法机关依法处理。对工作严重不负责任或失职渎职的,严肃追究领导责任。

国家卫生计生委

国家中医药管理局

2013 年 12 月 26 日

图书在版编目（CIP）数据

公立医院内部控制体系优化设计研究／陆敏著. ——
上海：上海科学普及出版社，2020
ISBN 978 - 7 - 5427 - 7735 - 5

Ⅰ．①公… Ⅱ．①陆… Ⅲ．①医院—管理体制—研究
—中国 Ⅳ．①R197.32

中国版本图书馆 CIP 数据核字（2020）第 027783 号

责任编辑　陈星星

装帧设计　王轶颀

公立医院内部控制体系优化设计研究
陆　敏　著
上海科学普及出版社出版发行
（上海中山北路 832 号　邮政编码 200070）
http://www.pspsh.com

各地新华书店经销　　上海盛通时代印刷有限公司印刷
开本 787×1092　1/16　印张 13.5　字数 140 000
2020 年 2 月第 1 版　2020 年 2 月第 1 次印刷

ISBN 978 - 7 - 5427 - 7735 - 5
定价：48.00 元
本书如有缺页、错装或坏损等严重质量问题
请向工厂联系调换
联系电话：021 - 37910000